首席专家
指导孕产
课堂系列

孕前·妊娠·育儿

养护宜与忌

主 编 纪向虹 王胜蓝
副主编 张玉秋 瓮占平 亢林萍

西安交通大学出版社
XI'AN JIAOTONG UNIVERSITY PRESS

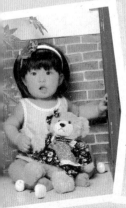
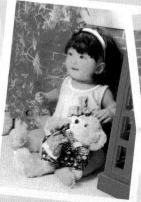
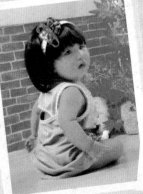
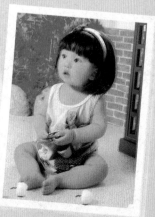

图书在版编目(CIP)数据

孕前·妊娠·育儿养护宜与忌/纪向虹等主编. —西安:西安
交通大学出版社,2012.9
ISBN 978 - 7 - 5605 - 4407 - 6

Ⅰ.①孕⋯　Ⅱ.①纪⋯　Ⅲ.①妊娠期-妇幼保健-基本知识
②产褥期-基本知识 ③婴幼儿-哺育-基本知识　Ⅳ.①R715.3
②R714.3 ③TS976.31

中国版本图书馆 CIP 数据核字(2012)第 120569 号

书　　名	孕前·妊娠·育儿养护宜与忌	
主　　编	纪向虹　王胜蓝	
责任编辑	张沛烨　李　晶	
出版发行	西安交通大学出版社	
	(西安市兴庆南路 10 号　邮政编码 710049)	
网　　址	http://www.xjtupress.com	
电　　话	(029)82668357　82667874(发行中心)	
	(029)82668315　82669096(总编办)	
传　　真	(029)82668280	
印　　刷	北京通州富达印刷厂	
开　　本	700mm×1000mm　1/16　印张　15　字数　253 千字	
版次印次	2012 年 9 月第 1 版　　2012 年 9 月第 1 次印刷	
书　　号	ISBN 978 - 7 - 5605 - 4407 - 6/R·232	
定　　价	28.80 元	

读者购书、书店添货、如发现印装质量问题,请与本社发行中心联系、调换。
订购热线:(029)82665248　(029)82665249
投稿热线:(029)82668803　(029)82668804
读者信箱:xjtumpress@163.com

FOREWORD 前言

　　怀孕分娩是每个女人一生中最伟大和神圣的使命,随着生活水平的提高,我们的准妈妈们越来越关注自身与胎儿的健康,怎样才能做到优生优育? 哪些是应该做的? 哪些是应该避免的? 我这样做会伤害我的宝宝吗? 在体会孕育生命的幸福感同时,各种各样的困惑与担忧也接踵而来。在产科及育儿专家的指导下,本书将从孕前准备开始,帮您在做宝贝计划时真正做到有备而来;接着,将与您一起度过小心翼翼的孕早期,快乐亦有节的孕中期和充满期待的孕晚期;当准妈妈们经历十月怀胎的艰辛和伟大之后,终于晋升为新妈妈,认为可以松口气时又会发现:"难道我现在成为问题妈妈了吗? 我真不知道是不是应该听我妈妈说的那样坐月子? 宝宝老哭是生病了吗? 宝宝吃饱了吗? 我这样做会影响我产后身体恢复吗?"呵呵,不用烦恼,忘了吗? 无论准妈妈还是新妈妈,最重要的一条就是时刻保持愉悦的心情! 本书将会在饮食营养、日常生活、疾病预防、哺乳喂养等方面及时为您排忧解惑。最后,衷心祝愿您平安幸福地度过这段美好的生命历程,祝愿妈妈们都能够拥有健康聪明的宝宝!

作者:

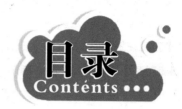

目录
Contents ...

孕前准备篇 YUNQIANZHUNBEIPIAN

健康生活

膳食营养

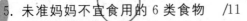

优生优育

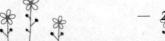

孕早期篇 YUNZAOQIPIAN 1～12周

健康生活

膳食营养

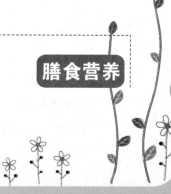

优生优育

孕中期篇 YUNZHONGQIIPIAN   13~27周

健康生活

膳食营养

优生优育

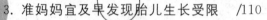
孕晚期篇 YUNWANQIPIAN　　28~40周

健康生活

膳食营养

优生优育

产褥期篇 CHANRUQIPIAN

健康生活

膳食营养

产后护理

科学哺乳

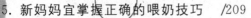

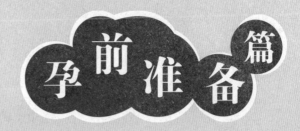

孕前准备篇

★ 健康生活
★ 膳食营养
★ 优生优育

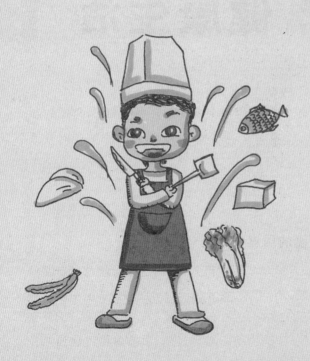

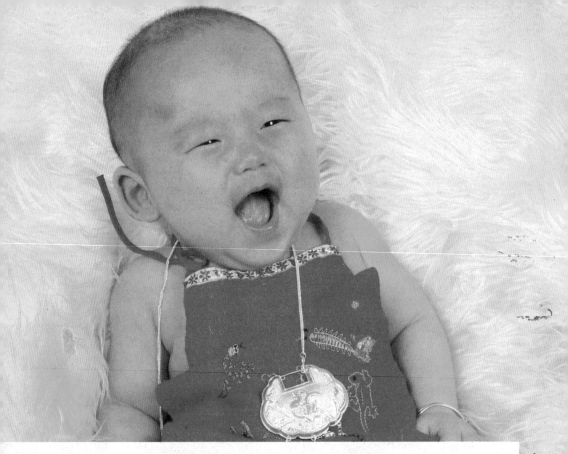

part1 健康生活

　　当未准父母们做出迎接新生命到来的决定时，他们也将翻开人生的新篇章，为了拥有一个健康的宝宝，在孕前应该做哪些准备呢？就让我们从未准父母们健康生活开始吧……

1. 未准父母不宜在新装修的居室内计划怀孕

　　我们知道一般新居装修完 3 个月或半年后才可入住，这是因为新建和新装修的房屋中含有多种有害物质，如甲醛、苯、甲苯、乙苯、氨等；而且新建房屋中湿度较大，易使有害物质和粉尘微粒易滞留于室内，这样会增加胎宝宝的畸形率。因此装修时一定要选择有环保标识的产品，乔迁也不应操之过急，后要保持房屋通风顺畅,研究表明,装修后 1 个月,其室内污染比室外高 40 倍,采取通风可降至 10％ 左右。此外,还可养些植物,如长青藤、铁树可吸收苯;万年青和雏菊可清除三氯乙烯;吊兰、芦荟、虎尾兰可吸收甲醛。

2. 未准父母宜远离汽车废气和厨房油烟

现代交通高度发达的今天,汽车已成为我们生活中必不可少的交通工具。那些在高速公路收费站工作或者常常接触汽车废气的未准爸爸可要注意了,研究表明,男性长时间在高浓度的二氧化碳、一氧化氮、一氧化硫、一氧化碳和铅等汽车废气环境中工作,体内这些有害物质明显高于其他人群,而男性的生精细胞对一氧化氮和铅等有害物质非常敏感,长期处于该环境下易影响精子质量,导致男性生殖功能减退。

因此我们建议有孕育计划的未准父母们适宜的远离汽车尾气。

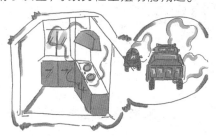

除了汽车尾气外,厨房油烟也可对未准父母造成一定伤害。厨房油烟中有毒物质种类多、浓度高、毒性大,可能致使细胞发生突变,引起不育。想要宝宝的未准妈妈们应尽量减少使用厨房的时间,尽量选择安装抽油烟机的厨房使用,还应经常开窗通风,保证厨房空气流通。

3. 未准父母忌在静止的车内开空调

夏天到了,开车少不了用到空调。很多人为了缓解疲劳,或是停车等人,便把车停放在马路边上,紧闭门窗,打开空调,享受凉爽带来的舒适。更有甚者干脆开着空调躺在汽车座椅上睡起了大觉。可是你知道吗?这种做法是非常危险的。汽车的发动机在工作时,如果汽缸中的汽油燃烧不完全,就会产生高浓度的一氧化碳。汽车在行驶时,由于空气通过空调设备产生对流,所以车内一氧化碳的浓度很低。但当车子停驶而空调继续开放,车门窗又密闭时,车内空气不能对流,发动机排出的一氧化碳就有可能回流回车内,逐渐积聚而使其浓度升高,从而发生中毒,甚至死亡。想要宝宝的未准父母们,应注意多开窗透气。

另外,大家都知道,汽车空调有一个"循环"按钮,按下这个按钮,车厢内的空气只作内部循环,当门窗全部关闭时空调制冷效率会全部"吸收",可以节省能源。这样做似乎无可厚非,但是却有一个弊端,时间长了,车厢内空气会变得越来越混浊,甚至会有缺氧的感觉。怎么办呢?内循环系统可以开启,但不能长时间用,空调刚开的时候，最好先用外循环，温度降低后，再切换至内循环，然后每隔一段时间切换一下内、外循环。特别是停车的时候最好切换到"外循环"功能。以保证有充分的氧气，有利于身体健康。

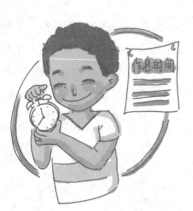

4. 未准妈妈宜睡眠充足，按时睡觉

孕前长期没有好的睡眠，未准妈妈们会因休息不足而导致大脑过度疲劳，使脑血管长时间处于紧张状态，出现头痛、失眠、烦躁等症状。良好的生活方式应从良好的睡眠开始，一般应保证 7～8 小时睡眠时间，入睡的适宜时间应为晚上 9 点到 11 点，中午 12 点到 1 点半，这样有利于人体进入甜美的梦乡，保证未准妈妈们心情、精神上的放松，为后期孕育宝宝做好准备。

5. 未准妈妈睡眠时宜敞开门窗

在睡眠时门窗紧闭，用不了 3 个小时，居室内的二氧化碳浓度就会增加 3 倍以上，其中的细菌、尘埃等有害物质也会成倍增长，这些因素都会影响未准妈妈们的身体健康。睡眠时应该留一些窗缝，以便让室外新鲜空气不断流入，室内二氧化碳及时排出。

6. 未准妈妈孕前宜调换的 4 种工作岗位

随着社会的不断发展，越来越多的女性加入到各行各业的工作中，成为职业女性。有部分妇女工作环境中含有较高浓度的化学物质，影响女性的生殖机能，进而影响胎儿的健康发育，因此为提高人口素质，实现优生优育，有些工作岗位的妇女应在考虑受孕时暂时调离。

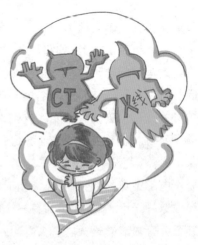

（1）接触电离辐射的工种

电离辐射包括 α、β、γ、χ、电子、中子等放射线，接触电离辐射的工作包括电离辐射研究、电视机生产以及医疗部门的放射科等。研究表明，

如果胚胎在着床前期受到辐射影响,会导致胚胎或死亡、或正常;如在胎儿器官形成期受到辐射,会发生多器官多系统结构畸变,但一般不出现胚胎死亡;而在胚胎发育后期则会导致神经系统发育异常,如小头畸形、智力低下、生长迟缓和癌症等。所以,对于接触电离辐射工作的女性来讲,尽量在计划怀孕前半年暂时调离原工作岗位。

(2) 接触重金属、化学物质的工种

在环境污染的影响下,正常细胞受到损坏和死亡都会导致胎儿畸形。化学污染物能直接殃及胚胎、胎儿和新生儿,也可间接地通过母体干扰胎盘和胎膜的正常生理机能,从而影响胚胎和胎儿。空气污染中的一氧化碳、氮氧化合物、氢氰化合物、乙烯基氯化物、多环芳香族化合物等,都能抑制胎儿中枢神经系统的正常发育,引起畸形。在各类化学污染物中,镉、汞、铜、镓、铅、砷等金属,能使胎儿中毒和致畸,威胁最大。

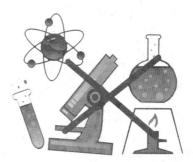

经常接触铅、镉、汞等重金属,会增加妊娠妇女流产和死胎的可能性,其中甲基汞可致畸胎,铅可引起婴儿智力低下,二硫化碳、二甲苯、苯、汽油等有机物,可使流产率增高,氯乙烯可使婴儿先天愚发生率增高。因此,这些岗位的女职工,应在孕前调换工种。农业生产离不开农药,而许多农药已证实可危害妇女及胎儿健康,引起流产、早产、胎儿畸形、智力障碍。因此,农村妇女应从准备受孕起就应远离农药,尤其应加强乡镇企业劳动妇女的防护。

(3) 高温作业、振动作业和噪音过大的工作

高温致畸的敏感期是妊娠前 5 个月,可致胎儿神经管缺陷、智力低下、癫痫、四肢畸形、面部发育不全等。噪音与振动也是常见的职业危害因素,女性受到噪声干扰,会刺激下丘脑,影响垂体—卵巢轴系统,引起母体激素和神经细胞改变,导致胎儿低体重,新生儿生命力低下、听力受损、智商低下、神经系统畸形等,超过 100 分贝以上的强噪音,还会增加孕妇的流产几率。振动对孕妇的影响主要表现为自然流产、先兆流产、早产、死产等,纺织女工、列车乘务员等最易受到振动影响。所以,工作环境温度过高、振动剧烈、噪音过大这些岗位的女性应暂时调离岗位,以保障母婴健康。

(4) 医务工作者

医务工作者永远站在与疾病斗争的第一线,是崇高的职业,但也是最危险的职业之一。在传染病流行期间,临床医生、护士经常与被各种病毒感染的病人接触,而这些病毒(主要是风疹病毒、流感病毒、巨细胞病毒等)会对胎儿造成严重危害，如可引起流产、早产、死胎、宫内发育迟缓及低体重儿。对存活胎儿可导致先天畸形及其他系统改变，如先天性心脏病、耳聋、白内障、智力低下，骨骼病变，脑钙化、发育迟缓，肝炎，视网膜炎，四肢发育不全、短指趾等。因此，临床医务人员在计划受孕或孕早期阶段若正值病毒性传染病流行期间，最好加强自我保健，严防病毒危害。

7. 未准妈妈不宜化妆、美发、美甲

精致的妆容可以为女性增添自信与美丽，但是对于计划要宝宝的未准妈妈来说，就要尽量减少浓妆次数，还应特别慎用染发剂、烫发剂和指甲油。

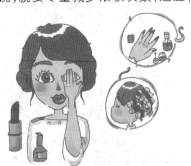

长期使用化妆品，其中的铅、汞、砷等重金属会在体内蓄积，通过胎盘、乳汁传递给下一代。有些添加雌激素类物质的化妆品还引起儿童假性性早熟症状。此外，怀孕期间准妈妈受雌孕激素的影响，色素沉积增加，皮肤抵抗力降低，彩妆产品可能加重妊娠斑出现。

染发剂属中等毒性化学品，可经皮肤或呼吸道吸收。有研究表明，其中的对苯二胺可诱发体细胞和生殖细胞的遗传物质染色体结构受损，而且可通过胎盘屏障影响胎儿，导致流产、畸形发生。烫发剂中含有一种含硫基的有机酸，对胎儿发育有害。

还有些未准妈妈喜欢在脚趾涂满漂亮的指甲油。有研究证明，在指甲油及其他化妆品中，含有一种被称为酞酸酯的化合物。这种化合物被人体吸收后容易阻碍体内雄激素发挥正常作用，引发习惯性流产，或是影响胎宝宝生殖器官的发育，尤其是男胎，可能在成年患上阳痿或不育症。喜欢经常涂指甲油的未准妈妈，准备怀孕时最好在孕前一年停止涂指甲油，怀孕后更要如此。

8. 未准妈妈切勿长期久坐

对于未准妈妈来讲，长期久坐容易使血液循环不畅，或者造成慢性盆腔充血，引起妇科方面的疾病，或者经血逆流入输卵管、卵巢，引起下腹痛、腰痛，甚者伴有严重的痛经；此外，气滞血瘀也易导致淋巴或血行性的栓塞，使输卵管不通，甚至可能导致不孕。

有孕育计划的女性每天应保持30分钟左右的运动，如果你工作几乎都离不开

坐,那么每1小时就稍微休息一会儿,来回走动一下或做做伸展动作,或下班后从事散步、游泳、韵律操等,都能有效改善因久坐造成的循环障碍。

9. 未准妈妈忌经常用洗液冲洗阴道

正常情况下,健康的女性阴道内存在着正常菌群,主要起作用的是乳酸杆菌,是有益菌,保持阴道 pH 值在 3.8～4.5,这种弱酸环境能防止有害菌的生长,这就是阴道的自洁能力,如果有益菌被杀死,就等于破坏了自洁作用。因此,如果没有炎症,每日用清水洗就足够了,否则打乱内部正常的酸碱度,反而容易引起微生物的感染。

10. 未准妈妈忌洗澡温度过高

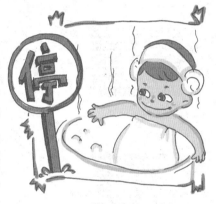

洗澡时,热水产生出大量的水蒸气,附着在水中的有毒物质如三氯乙烯、三氯甲烷等,分别会被蒸发 80% 和 50% 以上,这些有毒物质随蒸汽被身体部分吸收,进入血液循环系统从而对人体造成损害,因此一次洗澡时间不宜超过 15 分钟,水温不宜超过 42℃,以免怀孕后影响胎儿正常的发育。

11. 未准妈妈忌喂养宠物

猫猫狗狗虽然可爱,但却可能是弓形虫的携带者,这种虫卵通过口腔进入人体进行生长繁殖,怀孕后可能通过胎盘感染胎宝宝,易导致流产或胎儿畸形。建议饲养宠物的未准妈妈在打算怀孕的前 3 个月将小宠物送离别处,再做一个 TORCH 检查,如果合格就可以怀孕了。

孕产
小知识

TORCH 感染

TORCH 即弓形虫、风疹病毒、巨细胞病毒、单纯疱疹病毒的总称,它们在妊娠最初 3 个月内胎儿感染率较高,容易引起胎儿畸形、流产,妊娠晚期可以引起胎儿器官功能的改变,有的在分娩过程中,还可引起胎儿出生后的感染。

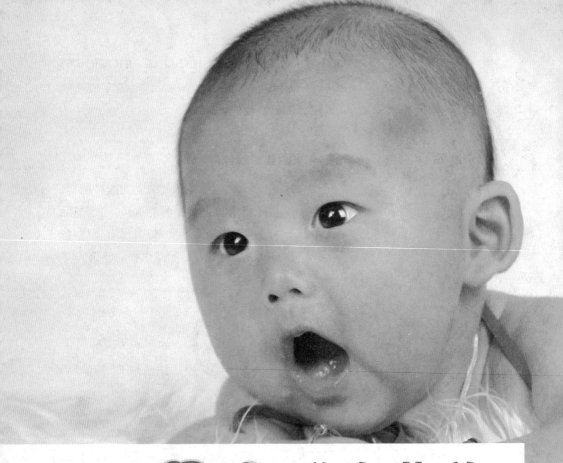

part 2 膳食营养

一旦准备孕育一个机灵活泼健康的小宝宝,作为准爸爸、准妈妈们担负着重大的责任。这个时候要开始严格要求自己,尤其要在饮食营养习惯和饮食结构上严格要求自己,避免触碰饮食红灯区。

1. 未准妈妈宜及时调整营养结构

一个微小的受精卵增长至出生时 6～7 斤体重的胎儿,需要大量的营养;母体在孕期血浆容量增加、器官体积增大也需要额外的能量及营养素补充,对维生素、微量元素和矿物质的需求是非孕期的 1.8 倍,营养素充足的母亲其胎儿的代谢要优于那些母体营养素缺乏的胎儿。

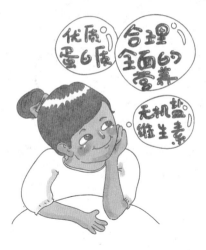

然而实际情况并不乐观，许多妇女由于孕前服用避孕药、节食或不良生活习惯，体内的微量营养素水平大大低于建议标准。对此，建议未准妈妈在孕前开始就要有意识地调整营养结构，平衡碳水化合物、蛋白质和脂肪三大营养物质的摄入，并且可以从孕前3个月开始服用针对孕妇特殊需要配比的复合维生素及合成叶酸。复合维生素是膳食摄入的必要补充，同时各元素有较高的生物利用度。以铁元素为例，按照世界卫生组织提供的数据，膳食中的铁只有部分为机体所吸收，即使是含有大量可生物利用的最佳膳食，铁的摄入也难以达到规定水平，不足的部分就要通过额外补充来满足。同样，膳食来源的叶酸本身具有化学不稳定性，并需要在肠道中经过水解形成单谷氨酸才能通过小肠黏膜吸收，其生物利用度是合成叶酸的60%。此外，多种维生素、微量元素和矿物质之间有协同作用，能增加彼此的吸收和利用。

2. 未准妈妈宜及时补充各种营养

母体是否健康以及营养是否充足，会使卵子的活力受到影响。严重营养不良的妇女，会导致闭经而不孕；青春期女性营养不良可导致月经稀少而闭经，影响到以后的生育能力；一些妇女由于挑食、偏食严重，也会导致营养缺乏，进而造成不孕。

孕妇在孕前营养不足会导致孕初胎儿缺乏营养。胎儿在母体内10个月的发育，前1～3个月胎儿的各个重要器官，如心、肝、肾、肠和胃等都要在这期间分化完毕，并初具规模，而且大脑也在迅速发育。因此，在这一关键时期，胎儿必须从母体那里获得充足且齐备的营养，这些营养的一部分需要孕妇在孕前体内有所储备，否则将会供应不足。再者，恰恰在怀孕以后的1～3个月这一关键时期，正是孕妇容易发生妊娠反应的时期，会出现恶心、呕吐、不想进食等反应，从而影响充足营养的摄取。如果孕前妇女营养不足，体内无必要的营养储备，胎儿不能从母体中摄取足够

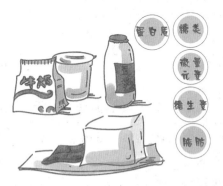

的营养素,就会影响胎儿早期发育。此外,孕前营养不良的妇女,可能影响乳腺发育,导致产后分泌乳汁不足,进而影响新生儿的喂养。

因此,为了能生个健康聪明的宝宝,未准妈妈们在想要孩子的时候,就必须提前做准备,开始适当增加营养。一般来说,如果是营养状况一般的妇女,应该从孕前3个月开始,注意多摄入含优质蛋白质、脂肪、矿物质、维生素和微量元素的食品,尤其不要忘记钙、铁、碘、维生素A和维生素C的摄入,要多吃些水产品、骨头汤、瘦肉、动物肝、肾、新鲜蔬菜和水果等。这些食品会满足孕妇自身和胎儿各方面营养的需要,有利于孕产妇、胎儿和新生儿的健康发育。而原先身体就较胖或已超重的妇女,就不必过多增加营养。

3. 未准妈妈宜饮用自来水

矿泉水含有多种对人体有益的物质和游离的二氧化碳,但如果长期饮用矿泉水,会影响胃液分泌、胃的消化、胆汁形成和分泌等功能,导致人体内的酸碱失调。有些矿物质盐会刺激肾脏和膀胱,增加肾脏和膀胱的负担。矿泉水中所含的微量元素,如果超过人体所需,盈余的微量元素就

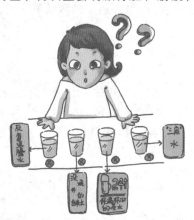

会在血管、细胞内沉积,产生结石,若孕前患有慢性肾炎、结石、高血压、心脏病及伴有浮肿的未准妈妈就不宜饮用矿泉水,更不能将矿泉水当做治病的药水服用。某些来源不明的矿泉水还会受到土地中有害物质(如汞和镉)的污染,长期饮用必然对人体造成一定损害。因此,怀孕前最好还是喝自来水,建议当天的开水当天饮用,而且煮水的容器要注意定期消毒,不可饮用反复煮沸的水。

4. 未准妈妈必需的3种营养元素

孕前期,备孕女性体内的营养元素需要维持在一定的水平,比如叶酸、铁、碘等就是其中相对重要的几种营养元素,这与将来孕期胎儿各器官的发育情况有关。

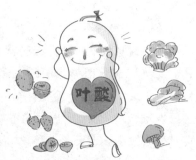

叶酸:妊娠的前4周是胎儿神经管分化和形成的重要时期,这个时期如果缺乏叶酸容易增加

胎儿发生神经管畸形的危险。由于怀孕的确定时间是在妊娠发生的 5 周以后或更晚,受孕者并不会意识到已经怀孕。有研究显示,妇女在服用叶酸 4 周以后,体内叶酸缺乏的状态才能得到明显改善。因此,女性应从计划怀孕开始,适当地多摄取富含叶酸的食物,如动物肝脏、香蕉、土豆、西红柿、胡萝卜等。由于叶酸补充剂比食物中的叶酸能更好地被人体吸收利用,所以建议至少在孕前三个月开始每日服用 400 微克叶酸,使体内的叶酸维持在适宜水平,以确保胚胎早期有一个较好的叶酸营养状态,预防胎儿神经管及其他器官畸形的发生。

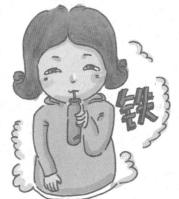

铁: 孕前缺铁有可能会导致早产或孕期母体体重增长不足等状况,因此育龄女性在孕前要储备足够的铁为孕期做准备。饮食方面,应加强摄入动物血、肝脏、瘦肉等含铁丰富的食品,同时多吃些黑木耳、红枣等植物性食物。保证维生素 C 的摄入量,多吃蔬菜、水果,帮助促进铁的吸收和利用。

碘: 由于补碘必须在孕前和孕早期才能起到预防胎儿智力缺陷的发生,因此备孕女性适时补碘很关键。除了摄入碘盐外,日常饮食中还应增加海带、紫菜、鱼、虾、贝类等食物。

在孕前阶段,未准妈妈应根据自身的实际情况,结合相关的营养膳食原则,制定合适的营养方案,为将来胎儿的良好发育提供安全保障。

5. 未准妈妈不宜食用的 6 类食物

(1) 忌食用腌制、人造化学食物

腌制、人造化学食物虽然美味,未准妈妈们更应注意食物中是否含有过多的化学成分,例如午餐肉在腌制过程中,加有硝酸钠、亚硝酸钠、防腐剂、调味品、色素等

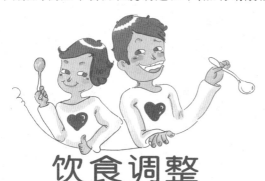

大量有害人体健康的化学物质,长期食用这些食品,不仅能使血液的含氧量降低,出现头晕、疲倦、头痛、发烧、腹痛等症状,还有致癌作用,更可诱发胎儿畸形。因此想要宝宝的未准妈妈们应尽量避免吃一些腊肠、咸肉、咸鱼、咸菜及化学添加剂过多的食物。

(2) 忌长期食用精制过的食品

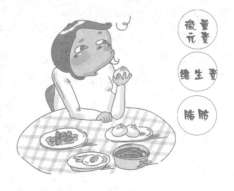

精制过的食物指的是经过精细加工的米面制作的食物。因为米、面中含有的人体所必须各种微量元素（铬、锰、锌等）及维生素 B_1、B_6、E 等在精制加工过程中常常被损失掉，米面加工得越精细，谷粒中的无机盐及 B 族维生素损失得越多。长期食用精白米或出粉率低的面粉（如富强粉）制作的食物，会造成 B 族维生素的缺乏，尤其是维生素 B_1 的缺乏。所以，未准妈妈在生活中注意不偏食，少吃精制大米和精制面等，或者搭配一定量的粗粮。

(3) 忌喝过多咖啡、可乐

在怀孕前就有喝咖啡习惯（即每天喝 4 杯以上）的未准妈妈要注意了，咖啡和可乐的主要成分为咖啡因、可乐定等生物碱，它们是一种兴奋中枢神经的药物。据测定，一瓶 340 克的可乐型饮料中含咖啡因 50～80 毫克，如果一次饮用含量达 1 克以上的咖啡因饮料，就会导致中枢神经系统兴奋，表现为躁动不安、呼吸加快、肌肉震颤、心动过速、早搏及失眠、眼花、耳鸣等。即使服用 1 克以下，由于对胃黏膜的刺激，也会出现恶心、呕吐、眩晕、心悸及心前区疼痛等中毒症状。过多饮用咖啡会使早产和流产的机会大大增加。同时咖啡也会抑制精子的活动度，打算要宝宝的未准爸爸妈妈们还是少喝些好！

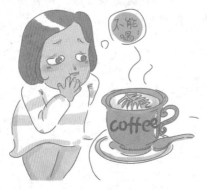

(4) 忌常吃烤牛羊肉

爱吃烤肉的未准妈妈要注意经过烧烤，食物的性质偏向燥热，加之多种调味品的使用，如孜然、胡椒、辣椒等都属于热性食材，很是辛辣刺激，容易造成流产，因此不宜多吃。烧烤食物外焦里嫩，有的肉里面还没有熟透，甚至还是生肉，在这些肉里面常常会有一些寄生虫，如弓形虫。感染弓形虫后可能并无自觉症状，但当妊娠后，感染的弓形虫可能会通过子宫感染给胎儿，引发胎儿畸形。

(5) 忌摄入反营养物质

虽然"反营养物质"是近几年从西方传进来的新概念,但这类物质其实早已存在于各种加工类食品中。反营养物质主要包括:

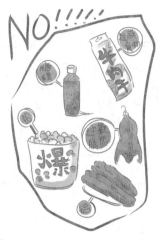

反式脂肪酸: 主要存在于含氢化植物油配料的食品,特别是焙烤食品、油炸食品和甜点、冷饮、奶茶当中,能让食品保质期延长,口感更酥脆或更柔软。

磷酸盐: 存在于多种甜饮料、加工肉制品、淀粉制品等当中,能让食品口感改善,但会严重干扰钙、镁、铁、锌等矿物质的吸收。

铝: 主要存在于煎炸食品、膨化食品等淀粉制品当中,过多的铝会妨碍多种矿物质的吸收,抑制免疫系统,导致神经系统功能紊乱和大脑组织的损伤。

合成色素: 部分合成色素能与多种矿物质如锌、铬等形成人体难以吸收的物质,从而加剧微量元素的缺乏。

避免反营养物质的摄入对未准妈妈和胎宝宝的健康至关重要。只要稍不留心和注意,反营养物质就会乘虚而入。

(6) 不可多食煎炸食品

油炸食物看起来金黄可爱,闻起来香味扑鼻,以它松脆爽口的触觉与味觉感受,短短几年来占据了我们餐桌的大半江山。适量食用煎炸类食品对胎儿是有利的,在这些食物中含有胆碱,它对于婴儿的记忆力和学习力有一定的作用。但是这类食物一定不宜多吃,因为高温油炸食物会使食物中的维生素 B 几乎全部被破坏,

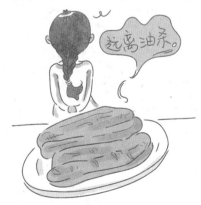

不利于营养素的摄取与利用,经过高温烹调的食物,还会产生一种促进癌症发生的物质——丙烯酰胺。

另外,一些油炸、烧烤小贩烧制的食品卫生状况令人担忧。有些原料由于保存不善而变质;有些穿插食物的竹棍、铁签等材料未经消毒,反复使用,容易感染病毒和细菌。因此,孕妇还是少吃油炸、煎烤食物为佳。

6. 未准妈妈不宜长期食素

••医生提醒••

脂肪对人体的新陈代谢和生殖机能具有非常重要的调节作用。盲目节食会导致人体缺少必要的脂肪，造成女性雌激素分泌紊乱，影响正常排卵，严重时可导致闭经甚至不孕。还会造成营养素缺乏，使卵子的活力下降。

人的饮食应全面、均衡。平衡膳食必须是食用多种食物才能满足人体各种营养需要，达到合理膳食、促进健康的目的。在我们的饮食生活中，无论少了哪一种元素对于身体来说，都意味着潜在的危险。纯粹吃素会导致蛋白质摄入不足，由于蔬菜中普遍缺乏锌，因而素食者也容易缺锌，当人体的锌缺乏时，会出现贫血、第二性征发育不全、月经不正常或停止、没有生育能力等症状。假若未准妈妈不想让生育能力受影响，那么在进行完全素食饮食前一定要三思而行，尤其是年龄超过 30 岁的女性，生育能力本身已经下降，更要谨慎行事。要理性地对待蔬菜，要根据自己的身体特点搭配着吃，这样既可以获得素食的效果，也能避免素食对身体的损害。

7. 未准妈妈不宜大量吃全麦面包

全麦面包等粗粮一般都富含高纤维素，过高的膳食纤维能促进肠蠕动，但是也会减少脂肪和微量元素的吸收，脂肪减少会导致维生素 E 缺乏。维生素 E 又名生育酚，是雌性激素的前体，为脂溶性维生素，从而影响女性体内激素水平，可能导致不孕。同时，脂肪减少必然伴随脂肪酸的吸收减少，也是影响生殖的一个因素。

其次，过多摄入高纤维会导致微量元素缺乏，尤其是锌、硒、铁、铬的缺乏。这也可能会影响生殖细胞的生成。全麦面包富含膳食纤维、B 族维生素，尤其是维生素 B_1、B_2 有利于降脂通便，降低血糖指数，但其中膳食纤维长期大量摄入会干扰一些营养素的吸收。综合而言，不宜过分强调某一种营养素或某一食物的营养保健价值，所以，不要因为提倡健康饮食，突然大量，甚至过量进食粗粮，这对于未准妈妈来说，可能会导致不孕。

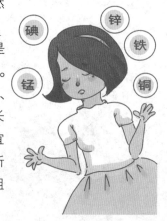

8. 未准爸爸忌吸烟、饮酒

尼古丁有降低性激素分泌和杀伤精子的作用,它会影响生殖细胞和胚胎的发育,造成胎宝宝畸形。吸烟时间越长,精原干细胞受破坏的程度越高,同时就越有可能将受破坏的基因遗传给后代。无论你烟瘾有多大,为了宝宝还是戒掉吧。未准爸爸最好在计划怀孕前 3 个月或半年改掉吸烟的不良嗜好。

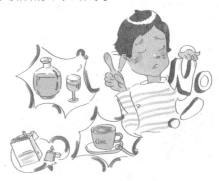

众所周知,男性酗酒可使精子发生形态和活力的改变,甚至会杀死精子,从而影响受孕和胚胎发育。有人认为酒精在体内代谢很快,2～3 天后就可排出,不会发生胎儿畸形。其实酒精对生殖细胞的毒害作用,不会随酒精代谢物的排出而消失,只有当受损的生殖细胞被吸收或排出后,才可避免胎儿畸形的形成。而卵子从初级卵母细胞到成熟卵子约需 11 天,因此最好是 20 天后受孕。所以建议未准爸爸在计划怀孕前 2 个月最好不要多喝酒,前一周内绝对别碰酒。未准妈妈在孕前一个月也不要饮酒。

9. 未准爸爸不宜吃的 4 种食物

(1) 忌食"污染"食物

男性不育可能"病从口入"。在饮食方面应尽量选用新鲜天然食物,避免含食品添加剂、色素、香精、调味剂、防腐剂的食品。长期食用有添加剂的食物可导致精

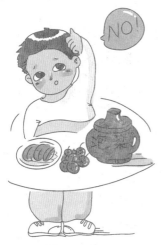

子数量和质量下降。未准爸爸们在饮食上宜口味清淡,不宜过于油腻。中医上讲咸味入肾,适度的咸味可以起到一定的养肾作用,但过度食用咸味饮食就易伤肾。肥腻的食物容易损伤脾胃,一旦脾胃失常,就会导致男性精气不足,性欲减退,进而影响生育。

(2) 忌食用棉籽油

棉籽油是一种粗制棉油,含有大量棉酚。成年男子服用毛棉籽油的提取物棉酚 40 天,每天 60～70 毫克,短期内精子全部被杀死,并逐渐从精液中消失;故未准爸爸不宜食用,应当适当食用植物油、花

生油、芝麻油等,可以补肾益精,避免性功能衰退。

(3) 忌食太多大蒜、葵花籽

大蒜有明显的杀灭精子的作用,未准爸爸如食用过多,对生育有着不利的影响,故不宜多食。

葵花子的蛋白质部分含有抑制睾丸成分,能引起睾丸萎缩,影响正常的生育功能,故未准爸爸不宜多食。

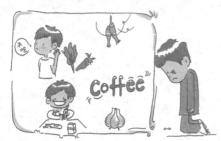

(4) 未准爸爸忌喝含咖啡因的饮料

美国哈佛大学医学院的科学家们,对三种不同配方的可口可乐饮料,进行了杀伤精子的试验。他们将成活的精子加入到一定量的可乐饮料中,一分钟后测定精子的成活率。试验表明,新型配方的可乐饮料能杀死58%的精子,而早期配方的可乐型饮料可全部杀死精子,影响男子的生育能力。若受损伤的精子一旦与卵子结合,可能会导致胎儿畸形或先天不足。因此,建议想要孩子的未准爸爸,除应禁忌烟酒外,还不宜饮用可乐型饮料。

10. 未准爸爸宜储备哪些营养

蛋白质:对未准爸爸来说,蛋白质是细胞的重要组成部分,也是生成精子的重要原材料,合理补充富含优质蛋白质的食物,有益于协调男性内分泌功能以及提高精子的数量和质量,但不能超量摄入。蛋白质物质摄入过量容易破坏体内营养的摄入均衡,造成维生素等多种物质的摄入不足,并造成酸性体质,对受孕十分不利。

孕产小知识

富含优质蛋白质的食物

深海鱼虾、牡蛎、大豆、瘦肉、鸡蛋等。海产品不仅污染程度低,还含有促进大脑发育和增进体质的DHA等营养元素,对准爸爸十分有益。但不能超量摄入。

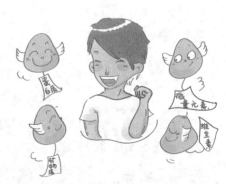

🐻 **脂肪:** 对未准爸爸来说,性激素主要是由脂肪中的胆固醇转化而来,脂肪中还含有精子生成所需的必需脂肪酸,如果缺乏,不仅影响精子的生成,而且还可能引起性欲下降。肉类、鱼类、禽蛋中含有较多的胆固醇,尽量少吃猪肉,可多选择鱼类、禽类食物,尤其是多吃深海鱼,深海鱼中含有的必需脂肪酸,参与了激素的产生和平衡,适量摄入有利于性激素的合成,有益男性生殖健康。

🐻 **矿物质、微量元素:** 人体内的矿物质和微量元素对男性生育力具有同样重要的影响。最常见的就是锌、硒等元素,它们参与了男性睾酮的合成和运载,同时帮助提高精子活动的能力以及受精等生殖、生理活动。锌在体内可以调整免疫系统的功能,改善精子的活动能力。未准爸爸体内锌缺乏,会引起精子数量减少,畸形精子数量增加以及性功能和生殖功能减退,甚至不育;缺硒会减少精子活动所需的能量来源,使精子的活动力下降。建议准爸爸适当吃些含锌、硒较高的食物,如:贝壳类海产品、动物内脏、谷类胚芽、芝麻、海带、墨鱼、虾、紫菜等。

🐻 **维生素:** 准爸爸们往往对水果蔬菜不屑一顾,认为那是女孩子的减肥食物。却不了解水果蔬菜中含有的大量维生素是男性生殖生理活动所必需的。一些含有高维生素的食物,对精子的生成、提高精子的活性具有良好效果,如维生素 A 和维生素 E。缺乏这些维生素,常可造成精子生成的障碍。男性如果长期

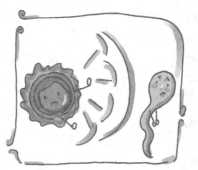

缺乏果蔬当中的各类维生素,就可能妨碍性腺正常的发育和精子的生成,从而使精子减少或影响精子的正常活动能力,甚至导致不育。

🐻 **能量:** 能量虽然不是营养元素,但它的作用是保证其他营养素在体内发生作用。另外,精子以及其他生殖生理活动也依靠充足能量。能量的主要来源是饮食当中的各种主食,包括五谷杂粮、干鲜豆类等。当体内能量不足时,一些营养元素,像蛋白质和糖类会转化成能量以供身体所需。因此,如果能量不足就会影响身体对这类营养素的吸收,出现营养匮乏。

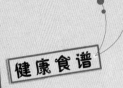

适宜未准爸爸的几款美食

银耳鹌鹑蛋

原料 银耳20克、鹌鹑蛋100克、冰糖70克。

做法 先将银耳泡发，除去杂蒂，放入碗中加清水上锅蒸熟透。将鹌鹑蛋煮熟剥皮。同时砂锅中放入冰糖和水，煮开后，放入银耳、鹌鹑蛋。

营养提示 银耳能提高肝脏解毒能力，起保肝作用；银耳中的维生素A和维生素D能防止钙的流失，对生长发育十分有益。对于准爸爸来说是养精蓄锐的补养佳品。

炝胡萝卜丝

原料 胡萝卜200克，香油、花椒、盐各适量。

做法 先将胡萝卜去皮，洗净切成细丝，放在沸水中焯一下，沥干水分待用。炒锅中放香油，烧热，下花椒炸出香味，将花椒从油中拣出，趁热将油浇在胡萝卜丝中，加盐拌匀即可。

营养提示 胡萝卜能提供丰富的维生素A、胡萝卜素及膳食纤维，和西芹等菜一起烹调有更好的食疗效果。

清烹牡蛎

原料 牡蛎10只，海鲜酱油、盐、老抽、胡椒粉各适量。

做法 将牡蛎放入清水中，使其吐尽泥沙。用刀撬开牡蛎壳，除去牡蛎肉中的沙袋后将肉取下，壳洗净，留用。控干水分后，将牡蛎肉放入用海鲜酱油、盐、老抽、胡椒粉调好的味汁中腌渍15分钟。将腌渍好的牡蛎肉放入洗净的蚝壳内，上锅隔水蒸10分钟，熟透即可。

营养提示 在所有食物中，牡蛎可谓含锌量最高的食物。由缺锌引起的味觉障碍、生长障碍、精子减少、不孕等病症都可通过

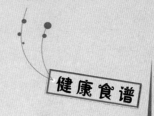

食用牡蛎得到改善。

糯米香菇饭

原料　糯米 100 克,猪里脊肉 100 克,鲜香菇 6 朵,姜、虾米、盐、油、酱油、料酒各适量。

做法　糯米洗净后用清水浸泡 8 小时。猪肉、香菇切细丝,虾米泡软,生姜切末。在电饭煲中倒入少量色拉油,接通电源,待油热后入姜末、猪肉丝,略炒至变色,放虾米、香菇及各种调料,然后把泡发好的糯米倒入锅中,加水,将饭蒸熟即可。

营养提示　糯米在所有谷物中锌含量最高,每 100 克中含锌 1.54 毫克,是准爸爸补锌的好选择。

虾米烧豆腐

原料　豆腐 250 克,虾米 20 克,鸡蛋 100 克,小麦面粉 30 克,大葱 5 克,姜 3 克,盐、味精、料酒、香油、植物油适量。

做法　将豆腐切成长方片,摆在盘中,用盐、料酒腌制。将鸡蛋磕在另一碗中搅匀。将炒锅放在旺火上,倒入油烧至四五成热时,把豆腐片两面沾上干面粉,再沾上蛋液,逐片入油中炸成浅黄色。锅内放底油,用大火烧至八成热时下入葱姜末、虾米、盐、料酒,再下入炸好的豆腐片。汤烧开后放味精,用微火烧至汤汁收干,淋上芝麻油盛入盘中即成。

营养点评　豆腐及豆腐制品的蛋白质含量丰富,而且豆腐蛋白属完全蛋白,不仅含有人体必需的八种氨基酸,而且比例也接近人体需要,营养价值较高;豆腐内含植物雌激素,能保护血管内皮细胞不被氧化破坏,常食可减轻血管系统的破坏,预防骨质疏松、乳腺癌和前列腺癌的发生。

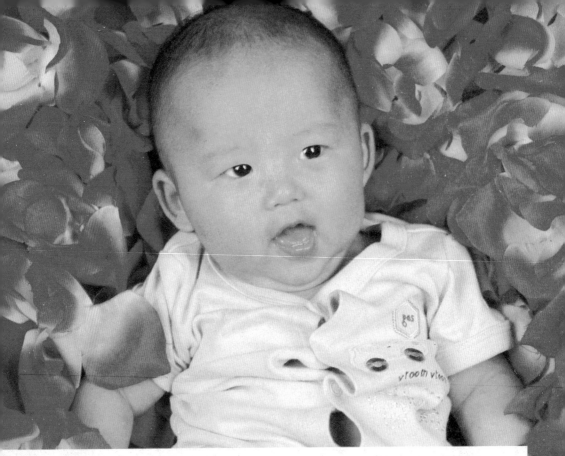

优生优育

优生优育的宗旨在于使每一个宝宝都由优良的遗传基因组成。但即使是优良基因的个体，未必都有优良的表现，因为它还取决于周围环境的条件和影响，良好的环境能使人情绪稳定、心旷神怡，良好的环境包括温暖适宜的气候、整洁清爽、空气清新的居住条件，这对于精卵结合、着床和胎儿的发育成长十分有利。

1. 未准父母宜进行遗传咨询

遗传咨询是指有关专家分析解答遗传病患者提出的有关疾病的病因、遗传方式、诊断、预防或预后等问题，并对同胞、子女发病风险进行估计，提出建议和指导，供患者和亲属参考。

一般遗传咨询问题有

🐻 夫妇一方或家族有遗传病或先天畸形,他们的后代发病机会有多大。

🐻 已有一遗传病患儿,再生育时是否会再生同样患儿。

🐻 对习惯性流产、多年不孕夫妇是否能够生育。

🐻 放射线和其他化学药品对孕期胎儿的影响。

2. 未准父母宜了解母儿血型不合

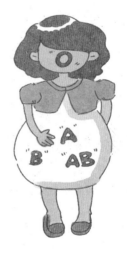

孕妇和胎儿之间血型不合,可引起胎儿在母亲子宫内发生溶血和贫血,严重时引起流产或早产,甚至引起新生儿死亡。也有部分胎儿由于溶血所产生的大量胆红素进入脑细胞,引起新生儿中枢神经细胞病变,称为核黄疸。核黄疸极凶险,即使幸存也会影响病儿的智力发育和运动能力。

血型不合有两种,一是 ABO 血型不合,是指妈妈血型为 O 型,爸爸血型为 A、B 或 AB 型。ABO 溶血病多见于第一胎。另一种是 Rh 血型不合,当妈妈血型为 Rh 阴性,爸爸的血型为 Rh 阳性时,分娩可使妈妈对胎儿的血液产生抗体,第一胎胎儿发病的可能性较小,分娩的次数越多,发病率越高。

母儿血型不合

🐻 ABO 型不合:大多发生在孕妇血型为 O 型,胎儿血型为 A 型或 B 型时,孕妇可为胎儿的 A 或 B 抗原所致敏,而产生抗体。这种抗体通过胎盘进入胎儿血液,可使胎儿红细胞凝集破坏从而引起溶血。

🐻 Rh 型不合:当母亲为 Rh 阴性,胎儿为 Rh 阳性时,母亲可被 Rh 阳性抗原致敏产生抗体。孕妇和胎儿的血液循环是完全分开的,因此,在正常情况下胎儿红细胞不能进入母体。分娩时,由于胎盘剥离,组成胎盘的绒毛难免有少量破损,绒毛内的胎儿红细胞即可经子宫血窦进入母体,而使母体致敏。分娩次数越多,进入母体的折原量愈多,抗体的产生也愈多,胎儿、新生儿溶血的机会也愈大、病情也愈加严重。第一胎常不发病,而第二胎时发病,患儿可因严重贫血或因溶血所产生的大量胆红素渗入脑细胞发生"核黄疸"而死亡。胎次愈多,胎儿病情愈重,甚至发生死胎。

过去有死胎、流产、新生儿死亡史或新生儿出生后 24 小时左右出现黄疸史者,宜作血型及抗体测定。如果 ABO 血型不合的抗体效价达到 1∶512,Rh 血型不合抗体效价达到 1∶32 以上时,应当及时治疗,并定期监测抗体效价,以阻断和减少危害。

3. 未准父母的最佳受孕年龄

从医学和社会学观点看来,女性最佳生育年龄为 23～30 岁,男性为 27～35 岁。因为这一年龄段,男女双方不仅精力比较充沛,而且身体各方面的健康状况都比较好,生殖器官发育也比较完善,精子和卵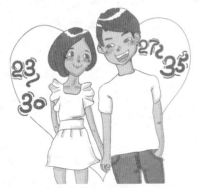子的质量比较好,有利于优生优育。在此之前,女性的生殖器官和骨盆尚未完全发育成熟,如过早婚育,妊娠和分娩,这些的额外负担对母亲及宝宝的健康均为不利,难产的机会也会增加,甚至造成一些并发症和后遗症。

当然,医学界也不提倡女性过晚生育,一般女性不宜超过 30 岁再生育,年龄过大,妊娠分娩中并发症的机会增多,难产率也会增高。尤其要避免 35 岁以后再怀孕,因为卵巢功能在 35 岁以后逐渐趋向衰退,卵子中的染色体畸变的机会增多,容易造成流产、死胎和畸胎。

4. 未准父母宜掌握最佳受孕期

每一个未准父母都想生一个最聪明、最健康的宝宝,那么就要在还没怀孕前就做好充分的准备,研究表明,选择适宜的季节受孕有利于降低胚胎异常的发生率。

秋季受孕的宝宝,患脊柱裂和无脑儿畸形的机会明显少于其他季节受孕者。

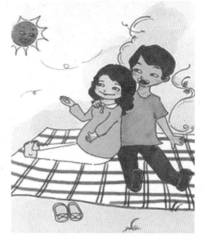

选择在夏末秋初怀孕,孕早期反应阶段正值秋季,避开了盛夏对食欲的影响。

秋季平均气温在 13.6℃～23℃,温度适宜,气候舒爽,是受孕的最佳气候条件。这时身体内的各种生理活动比较活跃,性激素分泌增多,性欲也旺盛,未准妈妈最易受孕,未准爸爸的精液质量也是最佳的。除此之外,秋季蔬菜瓜果供应齐全,容易调节食欲,增加营养;当进入易感风疹、流感等疾病的冬季时,妊娠已达中期,对胎儿的器官发育的影响已大大减少;足月分娩时,正是气候宜人的春末夏初,这样的季节有利于新生儿对外界环境的适应,从而能更好地生长发育。因此,建议未准父母抓住这个受孕的好季节。

春、夏、冬季为什么不是最佳受孕季节

春季、冬季受孕,精子尾部缺损出现频率最高,尾部缺陷的精子活动性差,难以接触到卵子使其受精。冬季也是流感的好发季节,孕妈妈一旦生病,那宝宝的健康也就受到影响。夏季炎热的天气,可以导致不成熟精子的比例要高于其他季节,因此,也不是最佳的受孕季节。

5. 未准父母夏季受孕宜注意事项

虽然认为秋季是较好的受孕季节,但是也有很多未准妈妈选择在炎热的夏季受孕,如果注意避开一些不利因素,也会生出健康的宝宝。

(1) 天气闷热更要注意调理好心绪

夏季天气闷热,易情绪烦躁,休息不好,食欲较差,影响胎宝贝正常生长发育。准备怀孕前就要营养均衡合理,最好多吃些蔬菜、水果和鱼肉,清淡饮食也能帮助你调理心情。

(2) 注意每天起居要规律

夏天人们往往会睡得很晚,而睡眠不足不利于精子及卵子的活力。所以,准备受孕时一定要注意每天的起居要规律,切不可经常熬夜。

(3) 一定要注意饮食卫生

夏天，食物丰富有利于对营养的摄取，但是由于天气炎热，出汗较多，使人们常常大量食入冷饮、瓜果蔬菜，即使是鸡鸭鱼肉也愿意吃凉的。如果这些食物未洗干净或已变质，常使胃肠道疾病的发生率增加，轻者腹泻、呕吐，重者会出现高热、脱水及电解质紊乱，需用抗生素等药物治疗，而所有这些都会对胎宝宝产生不良影响。因此，在夏季怀孕时一定要注意饮食卫生，特别是瓜果蔬菜要洗净，不要食入已变质的食物。

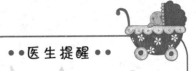

●●医生提醒●●

据研究发现，在"性福时刻"受孕较好，即下午5～7点，这时候男性的精子活跃程度和女性的孕激素水平都处于最高峰，此时妻子最容易怀孕，建议想要宝宝的未准父母可以参考这个时间。

(4) 别在风雨交加、电闪雷鸣时受孕

夏天雷雨天气较多，这可能会影响准备受孕的夫妻的良好心境，对其产生不良心理暗示。此外，雷电会产生极强的射线，致使生殖细胞的染色体发生畸变，因此应该避免在恶劣的天气里受孕。建议未准父母夏季避开雷雨天气受孕，并利用好"性福时刻"优生优育。

6. 未准父母不宜在生理节律低潮时受孕

精子和卵子在人体不良的生理状态下或不良的自然环境下相遇，形成的受精卵，质量容易受到影响。科学研究表明，每个人从出生起一直到生命终止，身体内一直存在着体力、情绪及智力三方面的周期性变化，这种周期性的变化为人体生理节律。人体处于生理节律低潮期或低潮与高潮期临界日时，身体易疲倦、情绪不稳、做事效率低、注意力难以集中或健忘、判断力下降。同时，身体抵抗力下降，易被病菌侵扰，感染疾病的几率增大。

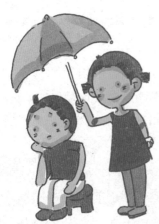

反之，夫妻双方如果在身体不疲劳并情绪愉快时无忧无虑地同房受孕，这种身心俱佳的状态，会使内分泌系统分泌出大量有益于健康的酶、激素及乙酰胆碱等，使夫妻双方的体力、智能处于良好的状态中。这时，性功能最和谐，非常容易进入性高潮，形成优良的受精卵。

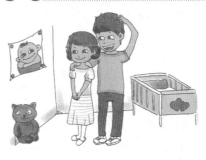

因此,准备受孕前几天,夫妻双方一定要充分注意身体休息,放松心情。同时,最好停止性生活5～7天,以保证精子的活力。

准备受孕前,未准父母不用过于紧张,既不要性生活过频,也不要性生活过疏,这样都不利于受孕。因此,过频会使精液稀薄,精子数量少,降低精子质量,影响受孕,还会在血液中形成一些抗体,形成受孕障碍。过疏会使精子老化,活力欠佳。放松心情,适度的性生活,才会有一个健康的宝宝。

7. 未准父母性生活宜注意掌握规律

如果想要怀孕,夫妻俩的性生活就不能太频繁,一般以每周2次为宜,最好在排卵期内同房。一般来说,从每月排卵前3天至排卵后1天,是未准妈妈最容易受孕的时期,因此医学上称为易孕阶段。因为卵子排出后,

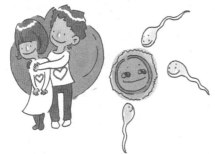

一般只能存活12～24小时,精子在女性生殖道内,通常只能活1～3天,未准爸爸和未准妈妈如果抓住这个时机,就可以成功受孕。但是如何才能知道什么时候是自己的排卵日呢?一般可以安排在女性月经来潮前14天左右,另外再结合基础体温、日程推算和宫颈黏液观察法来推算排卵日期,17天以后同房受孕流产率较高。

孕产小知识

未准父母忌经期做爱

虽然有规律的性爱有助于受孕,然而约80%的不孕女性的血清中发现有AsAb抗体。这是因为经期生殖道黏膜处于损伤状态,如果做爱容易使精子与免疫细胞接触,产生AsAb抗体,从而使射入体内的精子凝集而失去活力。

排卵日程推算法

根据以往一年以上的月经周期记录,来推算出目前周期中的"易孕期"和"不易受孕期"。

1.以往最短周期天数-19=排卵前"不易受孕期"的末一天。次日就是"易孕期"的第一天。

2.以往最长周期天数-10=排卵后"易孕期"的末一天。

8. 未准父母用药禁忌

(1) 长期服药的宜忌

患有某种疾病,需要长期服用药物的未准父母们要注意,有些药物如激素、抗生素、止吐药、抗癌药、治疗精神病的药物都会对生殖细胞产生不良影响,特别是药物标识上有"孕妇禁服"字样的药请留心。生病了却想要宝宝的未准爸爸妈妈一定要在医生的指导下用药。一般来说在停药后 1 个月受孕比较安全,但很多药物影响时间更长,具体情况要咨询医生。

(2) 忌服用安眠药

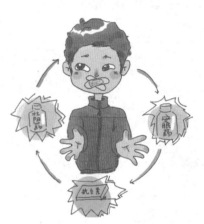

安眠药对夫妻双方的生理功能和生殖功能都有损害,安定、利眠宁等会影响脑垂体促性激素的分泌。如果未准爸爸过多服用可导致阳痿、遗精及性欲减退;未准妈妈则会表现为月经紊乱或闭经,从而影响受孕能力。如果出现失眠现象最好通过增强体质、调节生活规律来解决,而不要依靠药物。

(3) 忌服用壮阳药

尽管"壮阳药"能够改善男性的性生活质量,但它很可能是一种染色体致畸剂,会影响精子的活动能力,致使精子发生诱变。

9. 未准父母忌使用的避孕方式

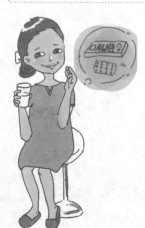

(1) 忌口服避孕药

甾体类口服避孕药,无论是长效的还是短效的,在体内进行代谢后药效消失需要一个较长的过程,如果没有在停药半年以上就怀孕,一方面容易对胎儿的性别造成影响,一方面容易致畸。因此即使是紧急避孕药,为了确保胎儿健康,也主张像对待常规避孕药一样,半年后再怀孕。故建议计划怀孕前采用男用避孕套方式进行避孕。

(2) 忌使用外用避孕药膜

外用避孕药膜是一种具有杀灭精子作用的药物，但如果使用方法不当，比如药膜未放入阴道深处以致溶解不全，或者放入药膜后未等到 10 分钟以上，这可能使部分精子漏网，而药物会对受精卵产生不良影响，应及早进行人工流产。

(3) 忌使用宫内节育器

避孕环作为异物放在子宫内，通过干扰受精卵着床，达到避孕目的。但是无论放环时间长短，它都会对子宫内膜等组织产生一定损害和影响，对胎宝宝生长发育很不利。如有怀孕计划，应在摘掉避孕环，且 2～3 次正常月经后再怀孕，期间用男式避孕套避孕。

10. 未准父母孕前忌自行服用促排卵药

每月按时排卵是怀孕的首要条件，许多不孕症患者因为不能排卵而不得不借助促排卵药。促排卵的使用有严格限制。如使用不当，可能会引发卵巢过度刺激综合征，如头晕、恶心、肝肾功能损害等。

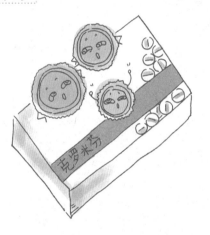

卫生部已经明确规定，不孕症患者选择辅助生殖技术时，植入卵子最多不能超过 3 个。有的不孕夫妇，由于男方精子质量的问题需要做人工授精，在授精前会常规配合使用促排卵药，等到排卵期再把精子放到宫腔里或阴道里，如孕早期时发现有 3 胎或 3 胎以上，医生应该在怀孕 8 到 10 周时，为患者及时做选择性减胎手术，最多保留两个。

11. 未准妈妈孕前宜治愈的几种疾病

(1) 女性输卵管不通

输卵管是受孕的重要生殖器官。精子和卵子在这里相遇，形成受精卵。而后，受精卵仍需通过输卵管运行到宫腔，在这里"安营扎寨"。但输卵管很细，最细的部位甚至像头发丝一样。如果存在炎症反应，如阴道炎蔓延到输卵管，就会使输卵管扭曲变形，以致管腔部分阻塞。虽然精子可能会勉强通过，并与卵子会合，但形成的受精卵逐渐长大后，容易滞留在输卵管，形成宫外孕。当胚胎长到一定大时，就会导致输卵管破裂。这是一种非常危险的情况，不仅妊娠失败，还会危及生命。准备怀孕时要先去妇科治愈输卵管炎，并将其疏通，保证受孕通道畅通。

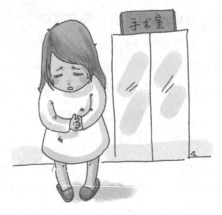

（2）子宫肌瘤

近年来子宫肌瘤的发病有年轻化趋势，与激素水平改变、工作压力过大有关。子宫肌瘤是否会影响怀孕，主要取决于两个方面，一是直径大小，一是生长位置。

一般而言，子宫肌瘤如果超过5厘米，则需进行手术。肌瘤生长的位置也很关键，如果肌瘤占据了宫腔位置，则不易受孕，或受孕后容易流产、早产。此外，怀孕时，肌瘤还有可能发生红色变性，尽管是一种良性病变，但会引起肚子痛、发烧等临床症状，在治疗时会比较棘手。

因此，有子宫肌瘤的未准妈妈怀孕前一定要到医院就诊，听取医生意见，以免引发意外。

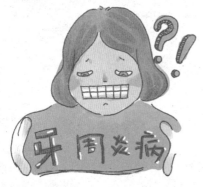

（3）牙周病

怀孕时期雌性激素增加、免疫功能较差，这些变化会使牙龈中血管增生，血管的通透性增强，牙周组织对牙菌斑的局部刺激反应加重，从而出现血管增生等发炎症状，还会发生其他牙周问题，如牙周会浮肿、牙齿松动、肿疡等。研究发现，孕妇的牙周病越严重，发生早产和新生儿低体重的几率越大。所以，怀孕前应该进行牙周疾病的检查和系统治疗，消除炎症，去除牙菌斑、牙结石等局部刺激因素。

（4）痔疮

未准妈妈最好在实施怀孕计划之前进行检查一下自己是否有痔疮。痔疮是最常见的影响人类健康的疾病之一，人们常说"十人九痔"，这充分表明痔疮这种疾病的普遍性。女性由于妊娠，肌体分泌的激素易使血管壁的平滑肌松弛，增大的子宫压迫腹腔的血管，这样会使怀孕的妇女原有的痔疮严重或出现新的痔疮。因此如果原来有痔疮的女性，在怀孕前应积极治疗痔疮。

(5) 糖尿病

糖尿病是遗传性较强的疾病。妊娠前必须追询一下直系亲属中有没有糖尿病患者。如果患有糖尿病,则引起流产、早产、羊水过多和巨大儿等并发症风险增加。所以,有糖尿病家族史的未准妈妈在妊娠前,最好到内分泌科就诊,根据检查结果来确定是否适合受孕,对于确诊为糖尿病的未准妈妈要听取内分泌医生的建议,先进行糖尿病的治疗。

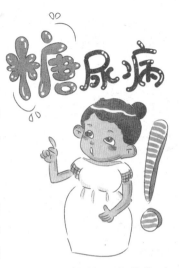

(6) 肾病

肾脏的血流量及肾小球的滤过液在孕早期即增加,并且在以后的孕期均保持在高水平。孕期这种生理改变加重了肾脏的负担,因此会加重肾脏的病变。此外,由于受到激素的作用,输尿管增粗、蠕动减弱、尿流缓慢等因素的作用,孕妇还易发生肾盂肾炎。在患肾脏疾病时,无论在什么时候,均应积极治疗,针对不同的肾脏疾病采取不同的治疗方法。如果曾经患肾炎,经过治疗已经基本痊愈,尿化验蛋白仅微量或偶尔出现"十",并肾功能已经恢复正常,血压稳定,可以与医生商议妊娠。如果患有慢性肾炎并伴有高血压,或蛋白尿"十十"以上,不仅怀孕后容易造成胎儿死亡,而且会更加重肾脏功能的损害,一旦怀孕会很危险。因此,病情未得到一定程度的控制时不适宜怀孕。膀胱炎、肾盂肾炎必须经过彻底治疗,待治愈之后才能妊娠。

(7) 贫血

在妊娠前如发现患有贫血,首先要查明原因,确定是属于哪一种原因引起的贫血,然后进行治疗。如系缺铁性贫血,要在食物中增加含铁和蛋白质丰富的食品,如仍不好转,应服用铁剂,待贫血基本被纠正之后,即可妊娠。

12. 未准妈妈优生8忌

(1) 忌同病相"恋"并结婚生子

同病相"恋"并最终结成眷属的婚姻,是一种极不健全的婚姻。仅从生育上来说,夫妻双方患有同一种疾病是很容易将这种疾病遗传给后代的,这就会严重影响孩子的健康。

(2) 忌近亲结婚

近亲结婚所带来的危害是相当大的，因为生物的遗传是通过基因传递信息来完成的。基因是遗传的物质基础，通过生殖细胞传给后代，从而使父母的性状特点在子代得以表达。有许多人可能携带某些遗传病的基因，而不表现出来，成为"隐性遗传病携带者"；如果他和有相同血缘的、带有遗传病基因的近亲结合，那么他们的子代就会将父母隐性遗传病外显出来成为显性，临床上表现为疾病，如白化病、先天性聋哑、小脑畸形、苯丙酮尿症、半乳糖血症等。还可以使多基因遗传病发病率增高，常见的有脑积水、脊柱裂、无脑儿、精神分裂症、先天性心脏病、癫痫等。因此，要拒绝近亲结婚。

(3) 忌带病结婚

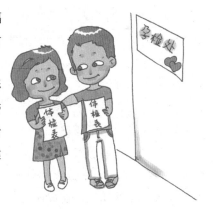

婚前体检是夫妻双方婚后生活和谐幸福的保障。在婚前体检中，可以检查出夫妻双方是否有影响优生优育的问题，防患于未然。

带病结婚后，随着婚后生活的变化，会影响夫妻双方的健康，如果是大病还会给家庭带来危机和裂痕。更为重要的是，如果在病没治好的情况下受孕生子，则很可能会给孩子的健康带来不良影响。

(4) 忌对生育知识缺乏必要的了解

有不少新婚夫妻由于对生育知识缺乏了解，未采取避孕措施，或采取错误的避孕措施，导致意外妊娠。选择错误的方法终止妊娠，这除了会对女性的身体和心理造成很大的伤害外，还可能影响以后的怀孕和生育。一旦出现婚后几年不孕，夫妻双方就会相互埋怨，进而导致家庭不和睦。

(5) 忌高龄妊娠

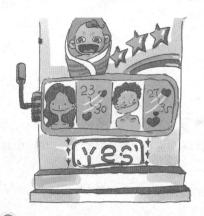

女性原始的生殖细胞在胎儿期就形成了，年龄越大，卵子受到的环境和污染的影响就越多，而且随着年龄的增长，卵巢功能也在逐渐退化，很容易导致卵子的染色体发生异常，这是女性正常的新陈代谢，没办法回避。根据相关资料统计，由染色体异常导致胎儿出现畸形或智力低下的比率随着准妈妈的年龄增长而成倍地增加。

对女性来说,最佳怀孕年龄应在 23～30 岁之间,超过 35 岁再怀孕,会影响孩子的健康和智力。男性年龄可以适当高点,但也不宜超过 35 岁。

(6) 忌早产、流产后立即受孕

大多数流产需要刮宫或吸宫以清除宫腔内残留组织,会造成子宫内膜损伤,要恢复正常子宫和卵巢则需"休整"一段时期。药物流产后,若间隔较短时间再次受孕,原来药物中的雌激素还在起着杀伤精子的作用,那么二次怀孕时的精子发育会受到影响,导致再次流产或胎儿畸形。为了保证各器官功能正常,为下次妊娠提供良好条件,有早产、流产史的未准妈妈最好过半年后再怀孕较为合适。

(7) 忌剖宫产后立即怀孕

现在许多年轻的产妇因为怕分娩疼痛而选择剖宫产,却忽略了剖宫产给人体带来的损害和后遗症,这是不可取的。剖宫产会留下疤痕,如果在短时期里再次怀孕,胚囊在疤痕处着床就非常危险,子宫上的疤痕随着妊娠月份的增加,破裂的机会就越大,并且容易误诊,导致子宫穿孔、大出血甚至紧急开腹手术切除子宫等不良结局,严重危害女性的身心健康。剖宫产无论采用哪一种切口方式,子宫的恢复都需要一段时间,因此最好在两年之后再怀孕,给子宫一个充分愈合的时间。

13. 未准妈妈宜进行疫苗接种

每个准备做妈妈的人都希望在孕育宝宝的十个月里平平安安,不受疾病的打扰。虽然加强锻炼、增强机体抵抗力是根本的解决之道,但针对某些传染疾病,最直接、最有效的办法就是注射疫苗。目前,我国还没有专为准备怀孕的女性设计的免疫计划。但是,未准妈妈们在怀孕前最好能接种两种疫苗:一是风疹疫苗;另一个是乙肝疫苗。因为准妈妈一旦感染上这两种疾病,病毒会垂直传播给胎儿,造成严重的后果。

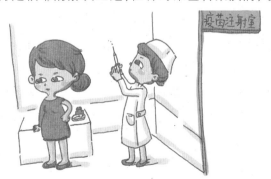

(1) 风疹疫苗

风疹病毒可以通过呼吸道传播,如果准妈妈感染上风疹,有 25% 的孕早期风疹患者会出现先兆流产、流产、胎死宫内等严重后果。也可能会导致胎儿出生后出现先天性畸形,例如先天性心脏病、先天性耳聋等。因此,最好的预防办法就是在怀孕前注射风疹疫苗。注射风疹疫苗至少要在孕前3个月予以注射,因为注射后大约需要3个月的时间,人体内才会产生抗体。疫苗注射有效率在98%左右,可以达到终身免疫。目前国内使用最多的是风疹、麻疹、腮腺炎三项疫苗,称为麻风腮疫苗,即注射一次疫苗可同时预防这3项疾病。如果准妈妈对风疹病毒已经具有自然免疫力,则无须接种风疹疫苗。

(2) 乙肝疫苗

我国是乙型肝炎高发地区,被乙肝病毒感染的人群高达10%左右。母婴垂直传播是乙型肝炎重要传播途径之一。一旦传染给孩子,他们中85%～90%会发展成慢性乙肝病毒携带者,其中25%在成年后会转化成肝硬化或肝癌,因此应及早预防。

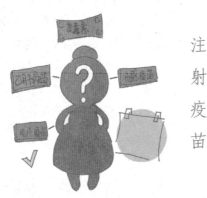

注射疫苗

按照0、1、6的程序注射。即从第一针算起,在此后1个月时注射第二针,在6个月的时候注射第三针。加上注射后产生抗体需要的时间,至少应该在孕前9个月进行注射,免疫率可达95%以上。

这两项疫苗在注射之前都应该进行检查,确认被注射者没有感染风疹和乙肝病毒。

另外,还有一些疫苗可根据自己的需求,向医生咨询,做出选择,如:甲肝疫苗、水痘疫苗、流感疫苗、狂犬疫苗。而卡介苗、脊髓灰质炎糖丸疫苗、百白破三联疫苗、乙型脑炎疫苗(简称乙脑疫苗)、流行性脑脊髓膜炎疫苗(简称流脑疫苗)都已纳入免疫计划中,应该在成年之前注射完毕。但无论注射何种疫苗,都应遵循至少在受孕前3个月注射的原则。而且,疫苗毕竟是病原或降低活性的病毒,并不是打得越多越好,坚持锻炼,增强体质才是防病、抗病的关键。

14. 未准妈妈宜做孕前检查

(1) 双合诊检查

此项检查可及早发现影响生育的问题,如生殖道畸形、阴道横膈、双角子宫等。一些妇科肿瘤如子宫肌瘤、卵巢囊肿等也可通过妇检及时发现并进行相应的处理。还有一些生殖系统疾病如附件炎、盆腔炎、子宫内膜异位症等,经检查后可得到及时治疗,否则有不孕、流产、早产等危险。

(2) 检查白带

取宫颈管里的白带进行化验,用小棉签伸进阴道宫颈管,螺旋形旋转,取出样本。所有未准妈妈,尤其是高危人群更应重视,如不明原因症状的流产、多个性伴侣等。如果女方查出有感染,男方也要去做相应的检查。查出宫颈炎或阴道炎宜及时治疗。

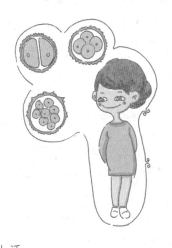

宫颈炎会导致宫颈分泌物黏稠脓性,不利于精子穿过,可以造成不孕。宫颈糜烂面积小或炎症浸润浅的病例,可通过局部用药来治疗;糜烂面积较大或炎症浸润较深的病例,可采用激光、冷冻、微波、电烫等物理治疗。而且治疗后需定期复查,并注意有无宫颈狭窄等并发症。治疗的两个月内不能进行性生活。

阴道炎可致阴道分泌物增多,pH 值改变,白细胞浸润而不利于精子存活可造成不孕,通过看白带的颜色、形状和异味确诊后需及时对症治疗。治愈后再准备怀孕,否则容易造成流产、早产等。

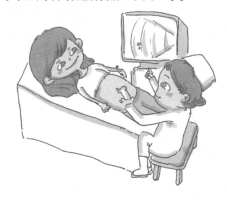

(3) 超声检查

B 超检查可以帮助了解子宫卵巢发育的情况,宫颈管长度、输卵管有无异常,是否有子宫畸形及子宫腺肌症、子宫卵巢肿瘤等。

(4) 一般实验室检查

血常规:如有贫血可以先治疗,再怀孕;了解凝血情况,如有异常可先治疗,避免因凝血障碍而发生大出血等意外情况。

尿常规:了解肾脏的一般情况和改变,其他脏器的疾病对肾脏功能有无影响,药物治疗对肾脏有无影响等。

便常规:查虫卵、潜血试验、检验粪便中有无红细胞、白细胞,排除肠炎、痔疮、息肉等病变。

肝、肾功能检测:10 个月的孕期对母亲的肾脏系统是一个巨大的考验,身体的代谢增加会使肾脏的负担加重。检查肝、肾功能的各项指标,可诊断有无肝脏及肾脏疾病、疾病的程度以及评估临床治疗效果和预后。

(5) 宜检查血型

包括血型和抗 A、抗 B 抗体滴度的检测。若女性有不明原因的流产史或其血型为 O 型,而丈夫血型为 A 型、B 型、AB 型时,应进行此项检查,以避免宝宝发生新生儿溶血。

15. 未准妈妈适宜做的特殊检查

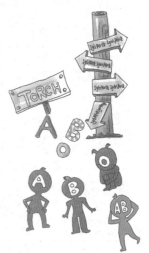

(1) TORCH 检测

在做 TORCH 五项检查中应关注 IgM 数据,只要确定近期有没有感染就可以怀孕。而 IgG 数据时间跨度比较大,所以 IgG 阳性并不代表 IgM 也阳性,只是说明以前曾经有被感染。

(2) G－6PD 缺陷筛查

在某些遗传病如地中海贫血,G－6PD 缺陷的高发区——广东、广西等地,应作地中海贫血、G－6PD 缺陷筛查。如果夫妻双方均携带遗传基因,为防止重型地中海贫血儿,应进行产前诊断。

G－6PD 缺陷筛查

G—6PD 缺乏是一种遗传性疾病,主要是由于葡萄糖—6—磷酸脱氢酶缺乏导致的一系列疾病。

G—6PD 缺乏的患者如果进食含氧化剂的东西就会引起溶血反应导致急性的贫血黄疸腰痛发热等症状,最多见的是进食蚕豆,俗称蚕豆病。另外还有进食磺胺类药物也可以引起。

(3) 乙肝检测

对有乙肝病史或与乙肝病人密切接触史的未准爸妈应作乙肝五项检查,如果检查结果是小三阳或大三阳,应进一步抽血做 HBV－DNA 测定,即测定乙肝病毒血液中的含量,并作肝功能检查。

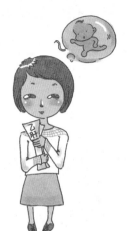

(4) 性激素检测

对月经不调的未准妈妈,除做基础体温测定外,应做性激素六项测定(促卵泡成熟激素、促黄体生成素、雌激素和孕激素、泌乳素、雄激素等六项性激素),了解月经不调的原因,必要时做甲状腺功能检查。

(5) 染色体检查

在孕前进行染色体检查,可了解夫妻双方的生育功能和预测生育染色体病后代的风险,以采取积极有效的干预措施,从而达到优生的目的。染色体异常可致少精子症和无精子症,2%～21%男性不育症由此引起。

16. 未准妈妈心理健康4忌

(1) 忌压力过大

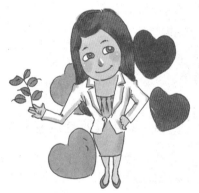

来自工作和生活的压力可能造成卵巢不再分泌女性激素及不排卵,月经紊乱甚至闭经,这种情况下不宜怀孕。现代生活的节奏加快,来自工作和生活的压力以及生活中可能遭遇的种种烦恼,都会影响到女性的情绪。准备怀孕的未准父母,最好在良好平和的心理状态下怀孕,这样才有利于未来宝宝的健康。因此建议未准父母在准备怀孕时应调整好双方的心理状态,最好在生活、经济等方面都比较稳定、心态比较平稳、心情比较好的时候考虑怀孕。

(2) 忌过度疲劳

连续夜班、长途旅行、沉迷于夜生活、过度体力劳动、剧烈体育运动、过于集中并持久的脑力劳动等过度疲劳状况下均不宜受孕,应选择双方精神饱满、心情舒畅之时受孕。

(3) 忌情绪压抑

如果未准父母处于焦虑抑郁或有沉重思想负担的精神状态下,最好暂时避孕,因为这不仅会影响精子或卵子的质量,即使怀孕也会使受孕后因情绪刺激而影响孕激素分泌,使胎儿不安、躁动,影响其生长发育。

(4) 忌激烈争吵

激烈争吵或暴怒后,情绪不够稳定,会造成不孕。随时保持愉快的心情,营造一个温馨的氛围吧。

17. 未准妈妈宜了解自己的月经情况

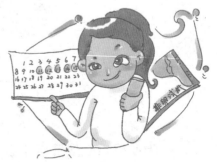

知道月经周期的天数才能推断出排卵期。从这次月经周期的第一天到下一次月经周期的第一天,中间间隔 21～35 天都是正常的。如果月经周期不规律,有可能预示着甲状腺疾病、泌乳素瘤或多囊卵巢综合征等问题。来月经的那几天,大部分女性会感觉不舒服,这属于正常现象,但是严重的痛经可能是患有子宫内膜异位症;经期出血量过多或长时间地流血,很可能预示着排卵问题。出现以上状况时,建议未准妈妈们到医院妇科进行检查。还要注意在两次月经周期之间是否有不明原因的出血现象,如果出现这种情况,也应及时就诊。

18. 未准妈妈宜测基础体温

处于生育年龄正常排卵期的女性,由于卵泡期、黄体期受雌孕激素的影响不同,基础体温呈双相改变。根据排卵后基础体温升高速度、幅度及高温持续的时间,可以初步了解有否排卵及排卵后黄体功能情况。如果黄体功能水平低,卵子就不容易着床,容易流产。

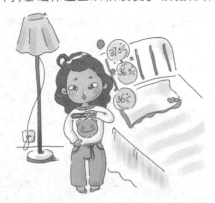

为了提高测量基础体温的正确性,应在每晚临睡前把体温计上的水银柱甩到 35℃以下,并把它放在床头柜上或枕头边,以便使用时随手可取,尽量减少活动。如果起床拿体温计,就会使基础体温升高,使这一天的体温数值失去意义。

正确测量记录基础体温

每天清晨醒来,第一件事,将放于床头的体温计放入口腔中进行测量,并记录下测量的体温。从月经来临的第一天开始登记(前面几天只需打叉即可),到月经干净的第一天为止,每天早晨测量基础体温,记录一个月的基础体温曲线图。在特殊的日子,如遇感冒、发烧等问题,要做好特殊记号。一个月后,将所得的曲线交给医生,让她来考虑如何处理。

19. 高龄未准妈妈优生宜注意事项

快速的生活节奏、工作压力等原因让一些女性把做妈妈的时间一推再推,终于跨过了 35 岁这个门槛,让自己进入了大龄未准妈妈的行列。但是也不要过分担心,如果在一些方面多加注意,一样可以做到优生优育,得到健康的宝宝。

(1) 宜保护好自己的种子

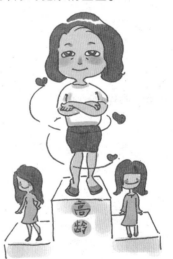

女性原始的生殖细胞在胎儿期就形成了,年龄越大,卵子受到的环境和污染的影响就越多,而且随着年龄的增长,卵巢功能也在逐渐退化,很容易导致卵子的染色体发生异常,这是女性正常的新陈代谢,没办法回避。根据相关资料统计,由染色体异常导致胎儿出现畸形或智力低下的比率随着准妈妈的年龄增长而成倍地增加。除了年龄之外,还有很多因素,同样影响着卵子的质量。

 好的生活习惯可以延缓卵子的老化

不抽烟、不喝酒。就卵巢功能而言,一位 35 岁女性烟民与不吸烟的 42 岁女性相差无几,是吸烟导致了女性生育能力的下降。长期酗酒也同样会导致卵巢的老化。为了保护好自己的种子,记得远离烟酒。

不熬夜,有规律地作息。经常熬夜、生活规律被打乱,身体的生物钟也会被打乱,直接影响的就是内分泌环境的平衡。而激素的分泌失调会使卵巢的功能发生紊乱,影响卵子的发育成熟及排卵。内分泌环境一旦被打破要想重新调整,是一个非常漫长的过程,与其在这方面浪费时间,不如养成早睡、早起的规律生活。

避免多次流产

子宫就如同孕育生命的土壤，而无论是药物流产还是手术流产，都无异于人为地破坏这块土地。如果反复进行，有可能会造成土壤贫瘠，无法受孕。而且，手术流产还有可能造成输卵管粘连、子宫内膜异位等导致不孕症的问题出现。所以，如果不想马上受孕，一定要做好避孕工作，保护好自己的生育能力。

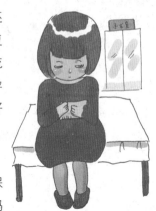

（2）宜保持正常体重

过了 30 岁，很多女性都容易发胖，这时有意识地保持正常的体重不仅有益于健康，对于做个健康的准妈妈也是非常重要的。

（3）宜提前做好营养准备

如果你计划准备怀孕，补充叶酸是一件很重要的事情，从孕前 3 个月就开始补充，每天应该补充 400 微克。还应改掉不良的饮食习惯，少吃辣的、多吃新鲜的水果蔬菜、多喝水。

超重可以增加很多孕期并发症的发生率

大龄本身就是妊娠高血压综合征和妊娠期糖尿病等妊娠并发症发生率提高的原因，如果同时体重超标，就更会使患病的危险性增加。因此，为了健康的孕期要注意控制和保持正常体重。

保持正常体重保证顺利分娩

高龄准妈妈产道弹性降低，很容易发生产程延迟、手术助产等问题。如果体重超重，更会增加以上问题的发生率，增加分娩的风险以及产后恢复的难度。当然过度减肥也是不提倡的，成年女性每次在月经来潮时都会消耗一定量的脂肪。只有维持体内一定的脂肪量才能保证正常的月经周期，使女性具备生育的能力。如果采用少吃或不吃的方式减肥，长此以往，会导致女性体内的脂肪过度减少，造成排卵停止，导致不孕。另外，脂肪含量还会影响女性体内雌激素的水平，如果减肥过度，体内缺乏足够的脂肪，会使雌激素失去应有的活力，使女性失去受孕的能力。

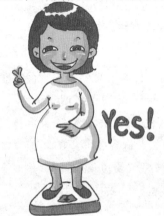

（4） 宜消除心理压力

35 岁以后怀孕,易发生并发症,如高血压、妊娠期糖尿病等。很多高龄未准妈妈都会心存顾虑,一方面是担心自己能否健康地度过孕期,另一方面则是担心大龄会不会影响孩子的健康。孕前检查可以把危险扼制在萌芽,全面的身体检查包括:妇科检查、乙肝五项、血压等等,保证在良好的状态下怀孕,心理压力自然会减少。此外尽量做到计划受孕,避免在不知道自己怀孕的情况下做出一些对胎儿不利的事情,如不会因为自己误服了药物或者喝了酒,而担心对胎儿发育不好。相应的,也减少了一些不必要的心理压力。

20. 未准爸爸宜做的检查

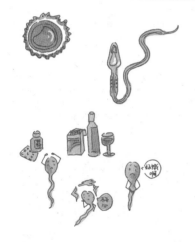

未准爸爸应在孕前 3 个月,停止性生活 7 天后进行检查。检查内容包括有没有包茎、精索静脉曲张、前列腺炎等,并进行相应的精液常规检查。

通过检查精液,未准爸爸可以提前预知精液是否有活力或是否少精弱精。如果精子活力不够,则要从营养上补充;如果出现少精症,男性则要戒除不良卫生习惯,如抽烟、酗酒、穿过紧的内裤等。白细胞过多的话,有可能是前列腺炎,孕前应予以治疗。

21. 未准爸爸优生 5 忌

（1） 忌洗桑拿

精子的适宜温度是 35.5℃～39℃,比体温低 1℃～1.5℃,洗桑拿时,温度过高会影响睾丸的精子质量,造成死精。一般来讲,要使卵子顺利受精,2000 万个精子是远远不够的,若每毫升少于 400 万个,几乎不能使妻子受孕。未准爸爸一定要注意,应从孕前 3 个月停洗桑拿浴。

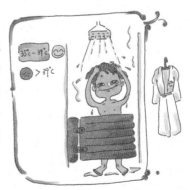

(2) 忌过多骑车

作为一中方便快捷的代步工具，自行车一直备受人们的喜爱。随着户外运动的兴起，越来越多的男性喜欢与"驴友"们骑车去锻炼。但是你可能还不知道，过多的骑自行车会影响未准爸爸的生育能力。

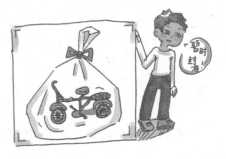

骑车时身体前倾，要弯曲度增加，让准爸爸的睾丸、前列腺紧贴坐垫而受到挤压。长此以往，会出现缺血、水肿、发炎等症状，影响精子的生长以及前列腺液、精液的正常分泌。再则，骑车过程中身体不停的颠簸和震动，可导致阴囊受损，阻碍精子的酝酿。

调查显示，在55名爱好自行车运动的男性中，近90%的人体内生成的精子数量减少，阴囊呈现出反常的迹象。而在35名少有骑车的男性中，只有26%的人表现出此类症状。看来，骑车的确是孕育计划中一个不小的障碍。为了顺利达成当爸爸的愿望，未准爸爸还是暂时委屈一下，以其他的交通方式、运动方式代替吧！如果必须骑车，那么每天应把时间控制在1小时之内。还可以将坐垫装上海绵套，或者安装减震装置来减轻颠簸。

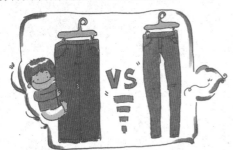

(3) 忌穿紧身裤、牛仔裤

时尚的牛仔裤可以凸显男性的肌肉线条美，因此成为很多人的心头好。但你知道吗，让你看起来更健康的牛仔裤，却有可能造成男性生理上的不健康。紧身内裤，其包裹在臀部，使分泌物不能透发，适宜细菌滋生繁殖，易引起感染。而未准爸爸穿紧身牛仔裤，不但压迫生殖器官，影响睾丸正常发育，还因不透气、不散热，而不利于精子的生存。因此为了将来的宝宝，还是穿一些宽松、纯棉、透气的裤子吧。

(4) 不宜长期使用电热毯

在寒冷的冬季，使用方便、易于控制的电热毯成了不少人的习惯。但电热毯并非对任何人都适宜，对于未准爸爸来说，过度使用电热毯可影响正常生育。精子对高温环境特别敏感。在正常生理条件和一般环境下，阴囊温度应低于体温3℃以上，也就是在34℃左右。我们的体温是37℃，位于阴囊中的睾丸和附睾的温度也明显低于体温，这是保证精子产生和成熟的重要条件之一。而一切提高阴囊、睾丸和附睾温度的因素,都可能对精子的产生和成熟形成障碍。

因此,准备要宝宝的男性不宜长期使用电热毯。一般是睡前通电加热,上床入睡时关掉电源,千万不能通宵使用。二是有过敏反应的人不要用电热毯。三经常使用电热毯者要多喝水。四是电热毯不要与人体直接接触,应在上面铺一层毛毯或被单。

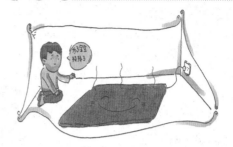

(5) 未准爸爸少用笔记本电脑

男性不宜长期使用手提电脑,尤其是将其平置于双膝之上,因为这将严重影响男性的生育能力。

纽约州立大学的科学家对 29 名年龄在 21～35 岁之间的男性志愿者进行了调查。结果发现,长期使用手提电脑会导致男性阴囊的温度上升,精子数量和质量会受影响,进而影响男性的生殖能力。

调查数据分析表明,阴囊温度上升,主要是受身体姿势和手提电脑所产生的热量影响。即使只是将电脑置于双膝之上,男性体内的阴囊温度也会上升 2.1℃,如果打开电脑,将电脑置于右边膝盖,则阴囊温度上升 2.8℃,置于左侧则上升 2.6℃。但是究竟使用多长时间才能确定对身体产生危害,尚无结论。外加电脑本身也有一定辐射,会影响精子的数量和活力,因此准爸爸请少用笔记本电脑。

妈妈心情笔记

孕早期篇

(1~12周)

★ 健康生活
★ 膳食营养
★ 优生优育

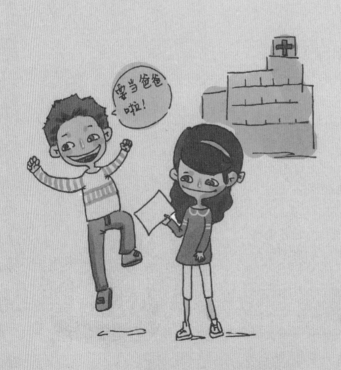

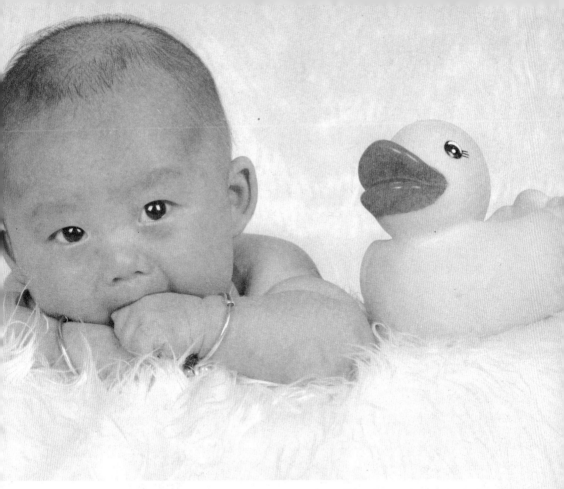

part 1 健康生活

　　孕早期是指受孕后的前三个月（即末次月经第一天开始，到停经的第12周末），是胚胎形成阶段，所以也可称为胚胎期。此期任何损害都可能影响胚胎的生长发育，甚至导致流产或先天畸形，因此孕早期孕妇的健康至关重要。

1. 准父母忌养有毒害花卉

　　随着人们生活水平的提高，种植花草的人逐渐多了起来。千姿百态的花草为人们的生活带来了美的享受，但是有些花卉虽然有美丽的外表和迷人的幽香，实际上却危害准妈妈和胎宝宝的健康,准妈妈们应该善于识别,在孕期把它们请出自己的居住环境,尤其是卧室。

夹竹桃:每年春、夏、秋三季开花,是一种既能观赏、治病,但又能让人中毒的花。它的茎、叶乃至花朵都有毒,其气味如闻得过久,会使人昏昏欲睡,智力下降。

一品红:全株有毒,特别是茎叶里的白色汁液会刺激皮肤红肿,引起过敏反应,如误食茎、叶,有中毒死亡的危险。

水仙:家庭栽种一般没问题,但不要弄破它的鳞茎,因为它里面含有拉丁可毒素,误食可引起呕吐、肠炎;叶和花的汁液可使皮肤红肿,特别当心不要把这种汁液弄到眼睛里去。

虞美人:全株有毒,内含有毒生物碱,尤其果实毒性最大,如果误食则会引起中枢神经系统中毒,严重的还可能导致生命危险。

马蹄莲:花有毒,内含大量草酸钙结晶和生物碱等,误食会引起昏迷等中毒症状。

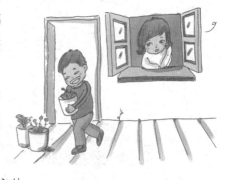

夜来香:在夜间停止光合作用后会排出大量废气,这种废气闻起来很香,但对人体健康不利。如果长期把它放在室内,会引起头昏、咳嗽,甚至气喘、失眠。因此,白天把夜来香放在室内,傍晚就应搬到室外。

郁金香:花中含有毒碱,人和动物在这种花丛中呆上2～3小时,就会头昏脑胀,出现中毒症状,严重者还会使毛发脱落,因此,家中不宜栽种。

含羞草:内含含羞草碱。这种毒素,接触过多,会引起眉毛稀疏、头发变黄甚至脱落。因此不要用手指过多拨弄它。

月季花:它所散发的浓郁香味,会使个别人闻后突然感到胸闷不适,呼吸困难。

百合花:它所散发的香味如闻之过久,会使中枢神经过度兴奋而引起失眠。

仙人掌类植物:刺内含有毒汁,人体被刺后会引起皮肤红肿疼痛、瘙痒等过敏性症状,导致全身难受,心神不定。

🐻 **松柏**：此类花木所散发出来的芳香气味对人体的肠胃有刺激作用，如闻之过久，不仅影响人的食欲，而且会使孕妇感到心烦意乱，恶心欲吐，头晕目眩。

🐻 **兰花**：它所散发出来的香气如闻之过久，会令人过度兴奋而导致失眠。

🐻 **洋绣球花**：它所散发出来的微粒，如果与人接触，会使有些人皮肤发生瘙痒。

2. 准妈妈宜注意身体的变化

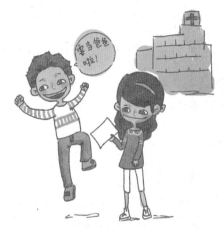

初次怀孕的女性，在身体和心理上，都会发生一连串的变化。因为是第一次，准妈妈或是原本没有生育的计划，或是根本不了解身体的反应，以致误服药物，或是疏忽了生活上的细节，都可能对胎儿和母体产生不良的影响。

就身体反应而言，怀孕初期可能会有类似感冒的症状，若随便买药吃，不仅不能达到治疗的效果，而且可能会导致胎儿畸形。所以平时在任何情况下，都不要随意服用药物，最安全的办法是去看医生，找出病因。自觉身体不适时，不要做剧烈的运动或在此时远游，以免造成流产。此外，做放射线检查一定要慎重，首先要确定是否怀孕。

这些生活上的细节，在身体健康、正常工作情况下，偶然误犯好像无关紧要，但若是发生在准妈妈身上，就可能对胎儿产生极为不利的影响。

3. 准妈妈宜了解孕早期症状

(1) 月经停止来潮

平时月经周期规律的健康育龄妇女，一旦出现月经延期 10 天以上，应首先考虑是否妊娠。若停经 2 个月，妊娠的可能性更大。虽然月经停止来潮是妊娠早期的重要症状，但不是妊娠的特有症状，产后哺乳期、精神紧张、环境改变等也可导致停经。

(2) 恶心、呕吐等不适

约 60％妇女在停经 6 周左右出现恶心、呕吐、畏寒、乏力、嗜睡等症状，称早孕反应。常在早晨出现,约持续 2 个月自行消失。

(3) 尿频

在孕早期由于子宫增大,在盆腔内压迫膀胱,可出现尿频现象,可持续数月,当子宫逐渐增大超出盆腔,解除了对膀胱的压迫,尿频症状自然消失。

(4) 乳房变化

体内增多的雌孕激素可促进乳房发育,可见乳房逐渐增大,感到乳房胀痛。

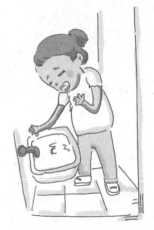

4. 准妈妈宜远离电磁辐射

生活中电磁辐射无处不在,其实说"远离"不如说是做好防护措施,这在孕早期尤为重要。比如不要把家用电器摆放得过于集中,缩短使用电器的时间,使用有相关检测证明的防辐射服装等。下面是常见的电磁辐射源,准妈妈们要做到心中有数啊!

(1) X 线

X 线是一种波长很短穿透能力很强的电磁波,因其波长短、能量高,若不在严格控制下使用,将会对人体产生损伤,其损伤程度与放射设备、放射时间、放射剂量、射线与人体的作用方式、外界环境与个体差异等因素有关。虽然拍 X 线照片的

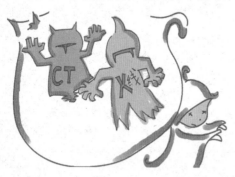

照射剂量较大,但偶尔拍一次片或 X 线透视一次(放射治疗除外)对身体健康并无大碍。但在孕早期阶段尤其是怀孕 15～56 天时,胚胎的器官正处于高度分化过程中。一旦接受 X 射线,特别是腹部,极易发生胚胎畸形,发生小头、脑水肿等发育上的缺陷。因此,在怀孕前 3 个月绝对禁止 X 射线照射。

(2) 电热毯

电热毯通电后会产生电磁场,产生电磁辐射。这种辐射可能影响胎儿的细胞分裂,使其细胞分裂发生异常改变。准妈妈如果使用电热毯,长时间处于这些电磁辐射当中,最易使胎儿的大脑、神经、骨骼和心脏等重要器官组织受到不良影响。电热毯直接接触皮肤,会使休息状态的细胞长时间处于电磁波中,从而损害人体健

康。因此,建议准妈妈睡觉最好不要使用电热毯。

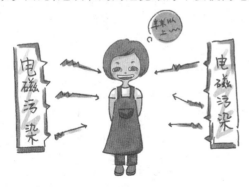

(3) 微波炉

微波具有很强的热效应,微波炉正是利用了微波的这一特征,它在短时间内振动加热食物,因此会产生强电磁波。微波炉的辐射在家用电器中虽然高居榜首,但往往被忽视。使用时要注意微波炉不能放在卧室里,开启微波炉时,人不要站在旁边,等停止运行时再过去处理食品,微波炉不用时要拔掉电源。准妈妈不要使用微波炉烹饪食品,因为烹饪食品要长时间近距离接触微波炉,接受的辐射最大。有研究结果表明,离微波炉15厘米处磁场强度最低为100MG(MG是磁场强度单位),最高达到300MG,很容易诱发胎儿白内障或神经系统异常,所以也应少用。

(4) 电吹风

说到家用电器的辐射,大家往往会忽略体积较小的电吹风,其实电吹风也是高辐射的家用电器,特别是在开启和关闭时辐射最大,且功率越大辐射也越大。由于使用时离头部较近,可引起头晕头痛等不适,但是由于平时使用较少、持续时间也短,对孕妈妈影响不大,还是个相对比较安全的电器。

(5) 办公室电器

对于职场准妈妈来讲,电脑、打印机等办公室电器的辐射问题属于最让人担忧的了,是准妈妈们议论最多、重点防范的对象之一。电脑辐射对胎儿到底有多大的影响还没有定论,但最好能做到尽量少接触。此外,网络盛传键盘和鼠标是电脑辐射最大的两个部件,但从理论上讲,耗电量越大的电子产品产生的电磁辐射越强,在键盘、鼠标、显示器、主机四者中,显然是主机和显示器更耗电,因此可以认为键盘和鼠标的辐射对孕妈妈的影响较小。

准妈妈在办公室使用电脑时,最好是液晶显示器。同时,避免坐在电脑屏幕的侧面和后面。在暂时不需要使用电脑时,可以将显示器关掉。此外要注意与电脑保持安全的距离、穿防辐射服、控制好使用时间都是有效防止辐射的方法。

温馨小贴士:

1.电脑的摆放位置很重要。尽量别让屏幕的背面朝着有人的地方,因为电脑辐射最强的是背面,其次为左右两侧,屏幕的正面反而辐射最弱。

2.电脑荧光屏表面存在着大量静电,其聚集的灰尘可转射到脸部和手部皮肤裸露处,时间久了,易发生斑疹、色素沉着,严重者甚至会引起皮肤病变等,因此在使用后应及时洗脸洗手。

关于复印机、打印机的辐射并不是主要问题,一般都在国家允许的范围,打印机的电子线圈和风扇部位辐射最大。

(6) 手机

手机的电磁波辐射对胎儿有致畸作用,在怀孕早期最好尽量少使用手机。手机在接通时,产生的辐射比通话时产生的辐射高20倍,特别是在汽车里接通手机时,电磁辐射强度会突然增大好多倍。建议孕妈妈使用耳机和麦克风接听电话,尽量减少通话时间。并且避免将手机挂在胸前,以减少辐射对体内胎儿造成的影响。

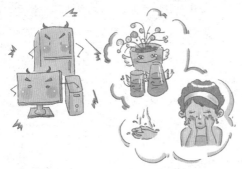

(7) 电视机

长时间看电视会引起眼球胀痛、头痛、疲劳等症状,有导致流产或胎儿畸形的风险,因此建议准妈妈孕早期尽量少看电视。如果要看也要注意与电视机保持2米以上的距离,室内要有适当照明,连续看电视时间不要超过2小时,看完电视洗洗脸,及时地清理面部皮肤吸收的辐射物质。

(8) 其他

有些准妈妈在乘坐飞机做安检的时候都会忐忑不安,顾虑安检的辐射会不会影响到胎儿。安检主要是通过电磁场的辐射,对金属物进行探测。电磁的辐射小,一般不要持续6分钟以上就不会对人体形成影响。

5. 准妈妈忌洗热水澡、桑拿、日光浴

有些准妈妈有洗热水澡,蒸桑拿的习惯,在夏天喜欢晒太阳或者日光浴,这对一般女性来讲"无碍大局",可是对怀孕3个月内的准妈妈就不同了,这时胚胎处于分裂增殖的旺盛时期,受到高温作用后容易受损而死亡,从而使发生死胎和流产率增加,或者发生中枢神系统畸形,如无脑儿、脊柱裂、脑积水、畸形等。那么,为什么在同样热水浴的条件下,有的孕妇受影响,有的孕妇则不受影响呢?因为每个人对有害因子的敏感度不一样。在我国,女性浸泡浴习惯少,大多洗淋浴,这对胚胎影响就少些。

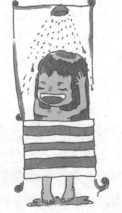

除水温不要太高外,洗澡时间也不宜太长,同时,热水不

要长时间冲淋腹部,以减少对胚胎的不良影响。洗浴时间太长,会使身体过于疲倦,引起头晕、虚脱;或是因身体受冷而患上伤风感冒。坐浴时间过久,会造成子宫充血,刺激子宫肌肉收缩,引发流产。在恰逢夏季怀孕时的准妈妈还应该当心气温升高对自身健康和胎儿造成的危险,避免晒太阳和日光浴,应穿宽松衣服、多喝水、健康饮食且少吃多餐。

6. 准妈妈忌不午休

准妈妈的睡眠时间应该稍微延长一些,如果你已经习惯了 8 小时的睡眠,那么怀孕后,就应该延长到 9 小时左右。而这多余的一小时睡眠时间,最好是午睡。不

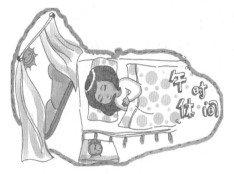

管是春夏秋冬哪个季节,都应在午饭半小时后,美美地睡一觉。

睡午觉不仅可以补充睡眠,而是为了使准妈妈消除疲劳、放松心情,更精神一些。这段时间的长短,不要拘泥,而应因人而异,因时而异,半小时、一小时,甚至更长都可以,只要准妈妈自己认为休息好了,精力充沛了,这就是标准。

7. 准妈妈忌贴暖宝宝

孕早期可以有畏寒,乏力,下腹不适等症状,有些准妈妈可能在初期还没有发现自己怀孕时,会用暖宝宝来驱寒,这可千万要不得。暖宝宝的原材料基本是由铁粉、蛭石、活性炭、无机盐、水、树脂构成,这几种聚合物在空气的作用下会发生散热反应,从而让人感觉温

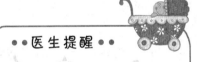

••医生提醒••

休息时还要讲求舒服,可脱掉鞋子,把脚架坐垫上,双腿抬高,全身放松。尤其是消化不良或者血液循环不好时,可以随时休息。

暖。暖宝宝本身的材料不一定对胎儿有什么不利影响,但是其散发的热量可能会导致胎儿出生后出现诸如大便干结,生疮等问题,如果贴的部位正对着子宫,会导致胎儿畸形。此外,"暖宝宝"发热片平均温度在 51℃,连续 10 多个小时发热,直接贴在皮肤上,可引起烫伤,伤害到准妈妈。此外,用暖水袋取暖,缓解下腹不适也是要避免的。

8. 准妈妈不宜戴隐形眼镜

怀孕早期由于内分泌发生改变,孕妇的角膜组织轻度水肿,戴隐形眼镜容易加重角膜缺氧。加之孕期本身泪液分泌量减少,黏液成分增加,容易引发眼睛出现异物感、干涩、发磨等不适,还会因眼膜小动脉挛缩而引发结膜炎。因此,戴隐形眼镜的不适感会比孕前增大,建议准妈妈最好戴框架眼镜。

9. 准妈妈宜换掉高跟鞋或不合脚的鞋

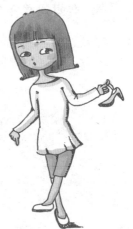

准妈妈们这时候要换掉平时喜欢穿的高跟鞋啦,高跟鞋使人看上去挺拔精神,但怀孕早期胚胎组织很脆弱,容易受到一些外来刺激的影响,如果还在穿高跟鞋或穿的鞋子不合脚,一旦身体摔倒容易引发流产。为了胎宝宝的安全,一切不利因素我们都要及时去除啊!

10. 准妈妈忌过量运动

孕妇加强运动可以增强体质,但在怀孕早期胎盘还没有完全形成,这时过量运动最容易发生流产。因此,准妈妈一定要选择适宜的运动,如散步、孕妇保健操等。此外,对运动的时间和强度也要加以控制,运动时要格外小心,以免发生意外。

11. 准妈妈出行不宜走颠簸的道路

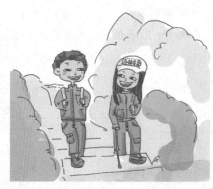

怀孕早期很多准妈妈都还在每天坚持上班。如果在颠簸不平的路上骑车、乘坐公交车或从事乘务员工作等,容易因剧烈震动或过于劳累而使盆腔充血,对胚胎组织造成刺激,引发自然流产或先兆流产等不良结果。因此,孕早期骑车或乘车时尽量避开不平的道路,乘车时间也不要过长,以免对胎儿生长造成不利影响。

12. 准妈妈不宜独自旅行

怀孕早期有发生流产的危险及早孕反应,准妈妈不宜独自出门旅行。不得已出门在外,最好先去征求医生的意见,并同时进行全面检查。此外,最好有亲朋好友陪伴,这样在劳累和不舒服时可以有人照顾。当然,更不能在旅游旺季去人多拥挤的地方。

13. 准妈妈宜保持良好心态

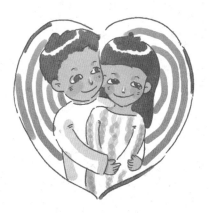

有些准妈妈对怀孕没有科学的认识,易产生既高兴又担心的矛盾心理。她们对自己的身体能否胜任孕育胎儿的任务、胎儿是否正常总是持怀疑态度,对任何药物都会拒之千里。还有些准妈妈盼子心切,又对将来的生活感到茫然不知,为住房、收入、照料婴儿等问题担忧,导致心理上的高度紧张。这些不良心态致使准妈妈情绪不稳定、依赖性强,甚至会表现出神经质,对自己和胎儿都十分不利。此外,准妈妈心理和情绪变化大,还与发生剧烈孕吐和其他反应有密切关系。为了宝宝的健康,建议准妈妈本人要尽可能做到凡事豁达,不必斤斤计较,遇有不顺心的事,也不要去钻牛角尖;丈夫和其他亲属应关心和照顾准妈妈,不要让准妈妈受到过多的不良刺激;不要有可能引起准妈妈猜疑的言行,使准妈妈的心理状态保持在最佳状态。

14. 准妈妈忌工作压力大

许多准妈妈往往在妊娠晚期会开始减少工作时间或工作量,但是准妈妈能够在怀孕初期就这样做会对胎儿发育更有利。有研究显示,孕早期孕妇如果面临巨大的工作压力将会使发生低出生体重儿的风险增加,如果不仅工作压力大而且工作时间过长,还可能会面临胎儿生长发育异常和生产低出生体重儿的双重风险。低出生体重儿是指出生体重低于 2500 克的新生儿,与体重正常的新生婴儿相比,低出生体重儿长大后患各种疾病的风险均可能升高。所以准妈妈在孕早期间要尽量放松自己,不要工作压力过大。

15. 有先兆流产征兆的准妈妈忌情绪极度不安

有先兆流产征兆的准妈妈常常是每天都在惶恐中度过,研究表明,在怀孕 7～10 周经常处于极度不安的情绪中,容易引起兔唇、腭裂、心脏有缺陷等发育畸形,因为此时正是胚胎腭部和脏器发育关键时期。胎儿在出生后,也容易成为性格异常的儿童,如挑食、好发脾气、十分好动,甚至患多动症。所以准妈妈一定要保持良好心态哦。

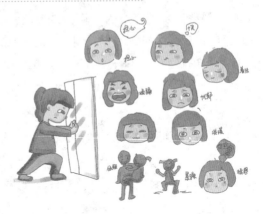

16. 准妈妈宜预防感冒

准妈妈在孕早期感冒是十分令人头痛的问题。如果是轻微的感冒,且无明显发热症状,一般多注意休息,多饮水,增加维生素 C 摄入量就会好转,对胎儿一般也不会有太大影响。但如果体温较高,则应选用冰块降温,当体温较长时间维持在 39℃ 左右,就有可能造成胚胎畸形,有时还会出现子宫收缩,引起流产。在孕早期很多药物是禁忌用的,一旦病情需要,不得不用时,药物对胎儿的致畸作用也十分令人担心,即便是服用了允许孕妇服用的药物,也会使准妈妈在接下来的日子里紧张不安,这对于孕育胎儿都是极为不利的。因此,孕早期准妈妈们要避免去公共场所及人群密集的地方,同时也要避免接触身边的感冒患者,并进行适当的锻炼增强体质,只有防止感冒才是最好的办法。

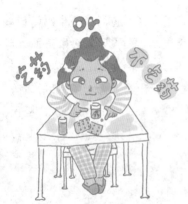

17. 准妈妈忌自行乱吃药

即使十分小心谨慎,在孕早期阶段也不可避免地会有部分准妈妈出现伤风感冒、头痛失眠等不适,这时千万不可自行乱吃药。孕早期是胚胎组织对药物最敏感的时期,刚刚形成的胚胎非常稚嫩,很容易受到一些药物的损害而造成畸形或流产。发烧时亦不可乱用退烧药,一定要及时去看医生并说明自己怀孕的确切时间,以便医生选用既有效又不会对胎儿造成损害的药物。

18. 准爸爸不宜过于紧张

面对怀孕的准妈妈,有的准爸爸内心非常紧张、担忧或焦躁不安,其原因可能有以下几类:

(1) 担心准妈妈与宝宝的健康及未来的生活

男人是家庭的支柱与靠山,不仅男人这样肯定自己的价值,而且社会也这样承认他们。因此,家庭带给男人的压力远远大于女人。男人常常这样问自己:我能否负担起一个大家庭的生活? 我能否成为一个好父亲? 我能否承担照顾宝宝与妻子的责任? 孩子的到来是否标志着以往自由自在的生活即将结束? 孩子的出现会使我们夫妻双方的关系发生什么变化? 昔日的妻子在产后会有多少变化? 我是否将面对一个喋喋不休、胸无大志、婆婆妈妈的妻子? 其实这样的担心是没有必要的,当遇到困惑时多与妻子、亲友们沟通,以倾诉的方式来缓解心中的压力,未准爸爸就可以开心地迎接宝宝的到来。

(2) 害怕被排除在外

怀孕的女人常常引起丈夫的误解。因为,怀孕前夫妻在一起的空间只属于两个人;而怀孕后,夫妻在一起时准妈妈总是谈腹内的胎儿、未来的孩子。做丈夫的潜意识中有一种被排除在外的感觉,同时亲人、朋友、同事都在关心准妈妈或孩子,准爸爸也会感到受到冷落。其实,此时的准妈妈并非真的要排除准爸爸,而是准妈妈对自己丈夫的信赖与依恋。准妈妈希望自己的担心能够被准爸爸理解,并得到准爸爸的宽慰。

因此,无论此时准妈妈的表现如何,做丈夫的一定不要误解妻子的意图,而应积极参与到准妈妈的孕期生活中,抽时间多陪伴准妈妈,了解准妈妈孕期的变化和需求,与准妈妈一起关注胎儿的成长,共同进行胎教,接受三位一体的感觉。还可以借机会多学习一些孕期保健常识,为即将出生的孩子准备所需的物品。要知道,在准妈妈的心目中,丈夫在任何阶段都不是局外人。

(3) 过于紧张的精神困扰

在准妈妈怀孕期间,有些准爸爸可能也出现类似孕妇的"妊娠反应",诸如:恶心、厌食等不适。但这些症状并不是准爸爸生理上的反应,而大多是由于受准妈妈妊娠反应的影响而出现的一种"心理感应"或"心理反射",这种现象不是病态,一般会随着准妈妈情况的好转而很快恢复。因此,无论准妈妈或准爸爸都大可不必紧张,要放松自己。

19. 准爸爸做好准妈妈的后勤总管

准爸爸从这个月开始就应该:

陪妻子到医院确认是否受孕成功,并在医生的指导下准备叶酸及所需补充的维生素,督促妻子每天按时按量服用。

主动承担一些家务,减轻准妈妈的体力劳动消耗,保证她有充分的休息和睡眠。

温柔体贴准妈妈,安抚她不安的情绪。

把房间布置得干净温馨,可以添置准妈妈喜欢的物品和宝宝海报。

对有妊娠反应的准妈妈,准爸爸要更加悉心关照,在准妈妈反应时多给予协助,为她准备可能接受的食物。

给准妈妈添置防辐射衣,电脑防辐射屏等用品,叮嘱准妈妈远离家中的辐射源:微波炉、电脑、电热毯等。

20. 准爸爸宜爱护准妈妈

夫妻感情融洽是家庭幸福的重要条件之一,同时也是胎教和优生的重要因素。在美满幸福的家庭中,宝宝会安然舒畅地在母腹内顺利成长,生下的孩子往往聪明可爱。倘若夫妻感情不和睦,彼此间经常争吵,长期的精神不愉快,过度的忧伤抑

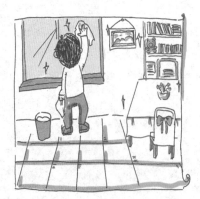

郁,会导致准妈妈大脑皮层的高级神经不枢活动障碍,可引起内分泌、代谢过程等发生紊乱,并直接影响到胎儿。

如果在夫妻感情不和的情况下受孕,可能影响受精卵的生长发育,影响下一代的健康。如果在怀孕早期,夫妻之间经常争吵,准妈妈情绪波动太大,可导致宝宝发生兔唇等畸形,并能影响出生后宝宝情绪的稳定。

国外研究机构的观察试验发现,准妈妈在争吵后3周以内仍情绪不宁,此期间的胎动次数也较前增加一倍。感情不和的父母孕育的宝宝在心身缺陷方面的概率比那些美满和谐、感情融洽的父母所生的宝宝要高1.5倍,出生后宝宝因恐惧心理而出现神经质的机会也比后者高4倍。

因此,男女双方从婚后到受孕,及至整个怀孕期间,都要互相尊重,互相理解,注重培养双方的感情,共同关注着那爱情的结晶,使整个家庭在孕期充满了温馨,使宝宝能在和谐、愉快的家庭氛围中安然成长。

21. 准爸妈忌过性生活

妊娠前3个月,一方面由于由于胎盘还没有完全形成,另一方面孕激素分泌不足,不能给予胚胎强有力的支持,此时进行性生活,可能会造成流产。如果有性生活建议准爸爸采取不压迫腹部的体位动作,动作要缓和,避免剧烈刺激。准爸爸应关心体谅妻子,为了母子的健康,孕早期尽量减少性生活。对于有习惯性流产的准妈妈要禁止性生活。

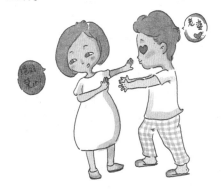

妈妈心情笔记

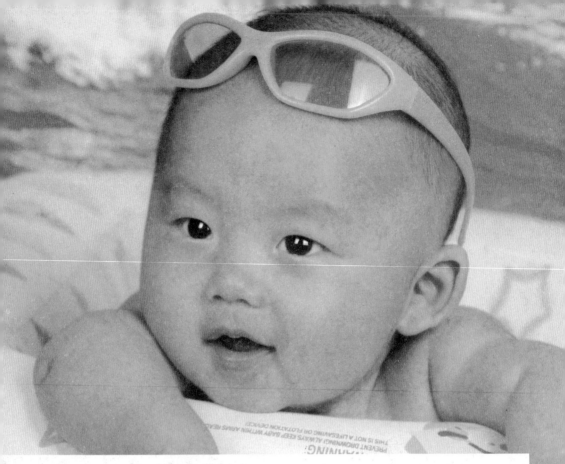

part 2 膳食营养

　　孕早期正是胎儿神经系统迅速分化的时期，这阶段准妈妈们往往有妊娠反应，导致热量摄入不足，脂肪氧化不全，甚至发生酮症酸中毒，对胚胎和胎儿发育不利。那么准妈妈应如何进行膳食营养，有哪些宜与忌？下面我们就为准妈妈们一一进行介绍。

1. 孕早期宜遵循的饮食原则

　　准妈妈在膳食上宜注意以下几点：

　　① 选择促进食欲的食物。多数孕早期女性食欲下降或口味改变，无论是酸、辣、咸、淡，都要迎合准妈妈的喜好，不要忌口太多，目的是让她能获得充足的营养

供给。② 选择容易消化的食物,如粥、面包干、馒头、饼干、甘薯等,可减少呕吐。
③ 妊娠反应较重的孕妇,不要拘泥于进食时间,只要想吃就吃。比如睡前和早起时,坐在床上吃几块饼干、面包等点心,可以减轻呕吐,增加进食量。妊娠剧吐严重,甚至完全不能进食时,需要静脉补充营养。

孕早期宜食用的食物

名称	作　用	名称	作　用
生姜	缓解孕早期反应,预防感冒	花生	预防妊娠高血压和产后缺乳
芝麻	润肠通便,预防、治疗孕期便秘	草莓	润肺生津,健脾和胃
香椿	健脾开胃,增进食欲	牛奶	生津止渴,滋润肠道
豆腐	补钙,健脑,预防心血管疾病	丝瓜	补充营养,清热解毒
菠菜	帮助消化,止渴润肠	猪肝	改善贫血,增强人体的免疫力
鸭肉	清肺解热,滋阴补血,消水肿	黑木耳	清肺益气,补血活血,镇静止痛
栗子	健脾养胃,补肾强筋,消除疲劳	口蘑	预防便秘和糖尿病,降低胆固醇
莲藕	收缩血管,止血	萝卜	消积滞,化痰清热,下气宽中,缓解便秘

2. 准妈妈宜科学饮食

孕早期的膳食营养强调营养全面、合理搭配,避免营养不良或过剩。合理摄取营养的重要方法就是平衡膳食,既使摄入的能量适宜,又使营养素之间的比例恰当,同时供给含有各种维生素、微量元素及无机盐的食品。这一时期孕早期反应使准妈妈易发生食欲不振,吃不下太多东西。要注意吃些容易消化、清淡、符合个人口味的食物,避免食用过分油

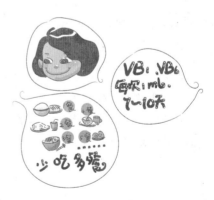

腻和刺激性强的食物。可将每日饮食调整为少量多餐,每天加两三次辅食;为了补充足够的钙质,可多喝牛奶;多吃粗粮、甘薯等含糖较多的食物,以提高血糖、降低酮体;鱼类营养丰富,滋味鲜美,易于消化,特别适合妊娠早期食用。孕妇在每天清晨孕早期反应严重时,尽量吃一些烤面包、馒头片、稀饭、豆浆等易消化食物。多饮水,保持心情舒畅,克服恶心、呕吐等妊娠反应,坚持进食,以保证孕早期的营养需要。

(1) 吃得多不如吃得好

妊娠早期，需要的热能和营养物质增加不显著，不需要特殊的补给。但这期间准妈妈往往容易发生轻度的恶心、呕吐、食欲不振、厌油腻、烧心、疲倦等早孕期反应，这些反应会影响孕妇正常进食，进而妨碍营养物质的消化、吸收，导致妊娠中、后期胎儿营养不良。因此，这个阶段的膳食要重质量，以高蛋白、富营养、少油腻、易消化吸收为其原则。一日可少食多餐，以瘦肉、鱼类、蛋类、豆浆、面条、牛奶、新鲜蔬菜和水果为佳。可选择孕妇平常喜好的食物，但不宜食用油炸、辛辣等不易消化和刺激性食物，以防消化不良或便秘而造成先兆流产。

(2) 优质蛋白适当补

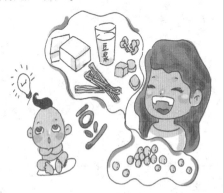

妊娠早期蛋白质摄入量应不低于未孕妇女的摄入量，优质蛋白应不低于蛋白质总摄入量的 50%，方可满足孕妇的需要。优质蛋白质主要来源于动物性蛋白质，如蛋、肉、鱼、奶类及植物蛋白质大豆。其他蛋白质不是优质蛋白，在人体内的吸收利用率不如动物蛋白质高。因此，在补充蛋白质时，要将多种食物进行搭配，有效地补充蛋白质。蛋白质与其他许多营养素一样，有一个最佳的补充量，孕期高蛋白饮食，可影响孕妇的食欲，增加胃肠道的负担，并影响其他营养物质摄入，使饮食营养失去平衡。因此，对于蛋白质的摄入应持适量、适度的原则，切不可盲目多补、滥补。

(3) 摄入"完整食品"，确保无机盐和维生素

无机盐在人体内所占的比重虽小，却是必不可少的，对孕妇和胎儿来说，如果缺乏无机盐时会产生一系列疾病，甚至引起更严重的后果。要确保摄入足够的无机盐和维生素，最好的方法就是生活中注意不偏食，孕妇尽可能以"完整食品"（指未经细加工过的食品）作为热能的主要来源，因为"完整食品"中含有人体所必需的各种微量元素如铬、锰、锌及维生素 B_1、维生素 B_6、维生素 E 等。适量食用粗粮，包括玉米、紫米、高粱、燕麦、荞麦、麦麸、黄豆、青豆、赤豆、绿豆、红薯等，可以补充无机盐及维生素。由于加工简单，粗粮中保存了许多细粮中没有的营养。比如，糖类

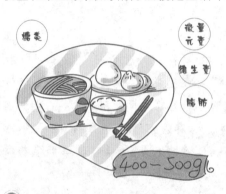

含量比细粮要低,含膳食纤维较多,并且富含 B 族维生素,这些营养成分在精制加工过程中常常被损失掉,如果孕妇偏食精米、精面,则易患营养缺乏症。因此孕妇的膳食宜粗细搭配、荤素搭配,不要吃得过精,以免造成某些营养元素吸收不够。

3. 准妈妈宜补充叶酸

胎儿在妈妈子宫内着床,神经管就开始分化发育,为避免胎儿神经管畸形,准妈妈们要在计划怀孕开始直到孕早期每天补充叶酸 400～600 微克,这一点特别重

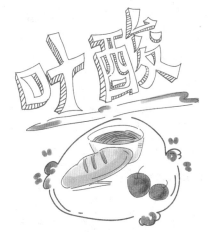

要。叶酸摄入不足对妊娠有多种负面影响,包括出生低体重、胎盘早剥和神经管畸形。适当的补充叶酸可以预防 85% 神经管畸形的发生,目前有专门为孕妇配置的多种维生素,如斯利安,爱乐维等,可以满足胎儿生长发育需要。

对于无叶酸缺乏症的孕妇来说,每日摄取不宜过多,准妈妈不要误将用于治疗贫血所用的大含量(每片含叶酸 5 毫克)叶酸片来预防神经管畸形。大剂量的补充叶酸反而会影响锌的吸收而导致锌缺乏,进而出现宝宝发育迟缓、出生时体重过低。此外,大剂量的叶酸还能导致维生素 B_{12} 的缺乏,从而导致不可逆的神经系统损害。

食物中叶酸广泛存在于绿色蔬菜、新鲜水果、动物的肝脏、肾脏、禽肉及蛋类中,准妈妈平时注意不要偏食,可以保证叶酸的正常摄入。

4. 准妈妈宜安全调理肠胃

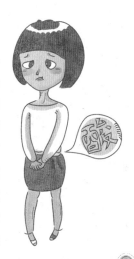

怀孕早期,由于胎盘分泌的某些物质有抑制胃酸分泌的作用,能使胃酸显著减少,消化酶活性降低,从而使准妈妈产生恶心欲呕、食欲下降、肢软乏力等症状,而酸味能刺激胃分泌胃液,有利于食物的消化与吸收,所以多数孕妇都爱吃酸味食物来调胃。然而,准妈妈食酸应讲究科学,不可食用人工腌渍的酸菜、醋制品。因为这些食物虽然有一定的酸味,但维生素、蛋白质、矿物质、糖分等多种营养几乎丧失殆尽,而且腌菜中的致癌物质亚硝酸盐含量较高,过多食用对母体、胎儿健康无益。所以,喜吃酸食的孕妇,最好选

择既有酸味又营养丰富的番茄、樱桃、杨梅、石榴、橘子、酸枣、葡萄、青苹果等新鲜水果,这样既能改善胃肠道不适症状,也可增进食欲,加强营养,有利于胎儿的生长。然而,对于酸酸的山楂,虽然其富含维生素C,但是无论是鲜果还是干片,准妈妈都不能吃,因为山楂或山楂片有刺激子宫收缩的成分,有可能引发流产和早产,尤其是妊娠3个月以内的孕早期妇女及既往有流产史、早产史的准妈妈更不可贪食山楂。

5. 准妈妈宜会选择食用油

对于准妈妈来说,油脂不仅仅是增进食欲必需的,还是营养成分的来源。各种脂溶性维生素都需要油脂帮助吸收。优质的油脂有利于宝宝的发育,劣质的油脂则给宝宝和自己带来伤害。在准妈妈的食谱当中,更要注意选择优质的烹调油,而且要把这些油存好、管好、用好。在烹调过程中,一定要注意油温不宜过高,因为单不饱和脂肪酸会由于高温而变成饱和脂肪酸,丧失其营养价值。此外,还要注意食用油不能够反复使用。

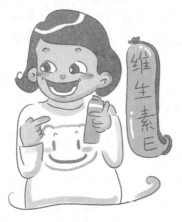

(1) 大豆调和油

它是市面上比较常见的油,由于调和油是由几种烹调油经过搭配调和而成,之所以叫大豆调和油是因为它主要用油是大豆油。它的营养价值会依原料不同而有所差别,但可以确定的是,它们都富含不饱和脂肪酸、维生素 E。

用法:具有良好的口味和稳定性,且价格合理,最适合日常炒菜及煎炸之用。

(2) 花生油

有独特的花生风味。花生油的脂肪酸组成比较合理,含有 40% 的单不饱和脂肪酸和 36% 的多不饱和脂肪酸,富含维生素 E。但花生容易污染黄曲霉菌,所以一定要选择质量最好的一级花生油。

用法:它的热稳定性比大豆油要好,适合日常炒菜用,但不适合用来煎炸食物。

(3) 橄榄油

橄榄油价格较高昂,它的优点在于单不饱和脂肪酸含量可达 70% 以上。研究证实,多不饱和脂肪酸虽然可以降低血脂,却容易在体内引起氧化损伤,过多食用同样不利于身体健康,饱和脂肪酸不易受到氧化,容易引起血脂的上升。单不饱和脂肪酸则避免了两方面的不良后果,而且具有较好的耐热性,因而受到准妈妈的青睐。

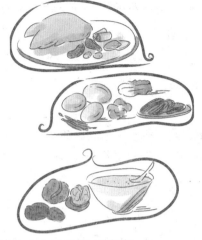

用法:橄榄油可用来炒菜,也可以用来凉拌,其缺点是维生素 E 比较少。

(4) 核桃油

核桃是众人皆晓的"健脑食品",以它为原料制成的核桃油保留了核桃中的营养精华:丰富的维生素 E、人体需要的多种微量元素,以及含量高达 92.1% 的亚油酸、亚麻酸等不饱和脂肪酸。所以,核桃油不但能促进人体机能健康平衡,有效抵抗外界疾病,还能改善记忆,帮助宝宝脑部健康发育。

用法:核桃油煎、炒、凉拌均可,开盖使用后需放入冰箱冷藏。

(5) 菜籽油

菜花籽油也称茶油,其脂肪酸构成与橄榄油相似,其中不饱和脂肪酸高达 90% 以上,单不饱和脂肪酸占 75% 以上,含有一定量的维生素 E。由于菜籽油的脂肪酸比例合理,对预防心血管疾病有益,因而为营养学界所重视,尊为一种营养价值较高的油脂。

用法:精炼菜籽油风味良好,耐储存,耐高温,适合作为炒菜油和煎炸油使用。

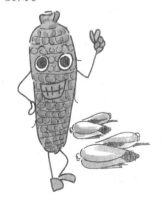

(6) 葵花籽油

葵花籽油也称向日葵油,有独特香气。不饱和脂肪酸含量达 85%,其中单不饱和脂肪酸和多不饱和脂肪酸的比例约为 1:3.5,这一点逊色于橄榄油和菜籽油。但葵花籽油中含有大量的维生素 E 等成分,抗氧化能力较强。

用法:精炼葵花籽油适合温度不高的炖炒,但不宜单独用于煎炸食品。

(7) 芝麻油

芝麻油也就是香油。它富含维生素 E,单不饱和脂肪酸和多不饱和脂肪酸的比例是1∶1.2,对血脂具有良好影响。它是唯一不经过精炼的植物油,因为其中含有浓郁的香味成分,精炼后便会失去。

用法:芝麻油在高温加热后失去香气,因而适合做凉拌菜,或在菜肴烹调完成后用来提香。

(8) 玉米油

玉米油也称为粟米油、玉米胚芽油。其脂肪酸组成与葵花籽油类似,单不饱和脂肪酸和多不饱和脂肪酸的比例约为 1∶2.5,特别富含维生素 E。它降低胆固醇的效能优于大豆油、葵花籽油等高亚油酸的油脂,也具有一定的保健价值。

用法:玉米油可以用于炒菜,也适合用于凉拌菜。

(9) 亚麻籽油

亚麻籽油是一种独具特色的植物油,因为绝大多数植物油都以 ω-6 不饱和脂肪酸为主,只有亚麻籽油富含 ω-3 不饱和脂肪酸,即 α-亚麻酸,可以在人体中转化为 DHA(鱼油中含量很高的一种脂肪酸),对胎儿和婴儿的大脑神经系统发育有较好的作用。

用法:亚麻籽油有特殊风味,多不饱和脂肪酸含量非常高,不耐热,属于保健用油,适合用来做炖煮菜和凉拌菜。

(10) 黄油

黄油含脂肪 80% 以上,其中饱和脂肪酸含量达到 60% 以上,还有 30% 左右的单不饱和脂肪酸。黄油的热稳定性好,而且具有良好的可塑性,香气浓郁,是比较理想的高温烹调油脂。其中维生素 E 含量比较少,却含有相当多的维生素 A 和维生素 D。

用法:黄油适合煎食物、炒青菜。

6. 准妈妈孕早期忌吃的食物

桂圆:大热食物。孕期女性大多阴血偏虚,滋生内热,吃桂圆容易导致见红、腹痛等先兆流产症状。

益母草:对女性子宫有明显的兴奋作用,会使子宫强力收缩,对胎儿的危害十分大。

山楂:刺激子宫收缩,有引发流产危险。

西瓜:寒凉食物,孕早期过多食用会刺激子宫,使其收缩频率加快,对胎儿有严重影响。

甲鱼：咸寒食物，食用可能导致堕胎，尤其是甲鱼壳的堕胎力更强。

螃蟹：其性偏寒凉，有活血祛瘀之功，尤其是蟹爪，有明显的堕胎作用

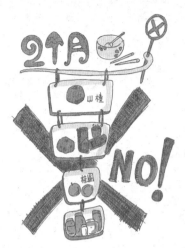

7. 准妈妈不宜吃的 4 种鱼

鱼的蛋白质丰富，远高于肉类，且属优质蛋白质，易消化。鱼肉还含有丰富的维生素 A、维生素 D，矿物质含量也较高。不仅可以预防心血管病，而且有利于神经系统发育。因此，怀孕的妈妈应多吃鱼。然而，不同种类的鱼体内会积聚着不同量的汞，因此，美国食品和药品监督管理局提醒孕妇及计划怀孕的妇女，要避免吃鲨鱼、鲭鱼王、旗鱼及方头鱼，因为这四种鱼的汞含量非常高。

胎儿在母体吸收过量的汞，会影响脑部神经发育，导致将来学习能力缺陷，并出现智力发展迟缓等后遗症。孕妇只要尽量吃不同种类的鱼，每周平均吃鱼量不要超过 340 克就不用担心汞的摄入量超标。

8. 准妈妈宜喝孕妇奶粉方便补充营养

现在市场上有很多专门为准妈妈准备的孕妇奶粉，这些奶粉是在牛奶的基础上，添加了一些营养素制成的，比如添加了酸、铁质、钙质、DHA 等等，这些营养素都是准妈妈所需要的，同时也为小宝宝的健康发育起到积极作用。

即使准妈妈的膳食结构比较合理、均衡，但还是会有些营养素不能单纯从饮食当中获得，满足不了准妈妈和宝宝的需要，而孕妇奶粉中几乎含有孕妈咪需要的所有营养素，如果孕期喝孕妇奶粉，可以更好的补充孕期所需的营养。

按奶粉说明书，最好每天喝两次，早晚各一次。准妈妈不要擅自增加饮用量，否则容易造成某些营养元素摄入量超标，反而对健康有害。

需要注意的是，严格按照孕妇奶粉的说明饮用，基本上可以满足准妈妈对大多数营养元素的需求，如果再同时服用多种维生素，会造成一些营养成分摄入过量。而某些营养元素如果长期摄入过量，会对胎儿和准妈妈的健康产生不良的影响。例如，如果维生素 A 过量，严重的会导致胎儿畸形。

"害喜"妈妈宜吃的5款营养美食

健胃萝卜汤

原料 猪肚1个,鸡腿肉200克,萝卜350克,酸菜100克,胡萝卜50克,萝卜叶、葱丝、生姜末、花椒、盐、鲜汤各适量。

做法 猪肚用盐水洗净,切成小块,放入沸水内焯一下。胡萝卜、鸡肉切成丁,萝卜叶切碎,三者都用沸水焯一下,酸菜洗净切丝。将猪肚、鸡肉、生姜末、葱花、花椒、鲜汤倒入锅内,慢火煮30分钟,然后放入酸菜、盐,中火煮15分钟,再放入萝卜叶即可。

营养点评 味道清淡可口,略有酸菜味。猪肚和萝卜都有健脾的功效,准妈妈食用可增加食欲,促进消化。

白瓜松子肉丁

原料 白瓜1个,瘦肉150克,松子50克,蒜蓉、生抽、白糖、淀粉各适量。

做法 将白瓜洗净,去皮、瓤,切成小粒;瘦肉洗净,切成小粒,加入少许生抽、水淀粉,略腌一会儿。锅置火上,倒入油烧热,放入白瓜粒煸炒,炒熟后盛起。重新起锅,待油微热时,放入蒜蓉爆香,下瘦肉粒炒熟,再将白瓜粒回锅,最后放入一点白糖和松子,翻炒均匀即可。

营养点评 白瓜含有蛋白纤维素和维生素,可以帮助消化,松子含蛋白质、脂肪和铁,有健脑通便的功效。准妈妈吃此菜,可润肺、益气,帮助消化。

青柠饭

原料 泰国香米200克,青柠1个,盐适量。

做法 将青柠的皮取下来,洗净、切末。再将泰国香米淘洗干净,加入青柠皮末和水,一起蒸15分钟。将蒸熟的泰国香米做

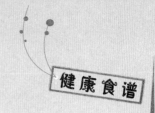

成饭团放到漂亮的餐盘中,放上几片青柠片作装饰,即可。也可根据个人口味加入香肠粒、青豆、鸡蛋、胡萝卜丁等材料。

营养点评 青柠含有丰富的维生素C,有开胃理气的作用。青柠中柠檬酸的酸味更能刺激准妈妈的食欲。这款青柠饭适合孕早期食欲不振,喜欢吃酸味的准妈妈。

菠萝鸡片

原料 鸡脯肉100克,糖水菠萝70克,红辣椒50克,鸡蛋1个,盐,糖适量。

做法 将鸡肉切成薄片,加少量盐、料酒腌制30分钟,之后取出,给腌制好的鸡肉片沾上适量蛋清糊待用。新鲜红辣椒去籽,洗净,切块,糖水菠萝切块待用。鸡肉下锅滑炒后,放入红辣椒和菠萝块,用水淀粉勾芡,加入适量盐、糖等调料,翻炒后装盘即可。

营养点评 这款菜鲜甜可口,并且带有一点辣味,可以刺激准妈妈的食欲,同时,此菜还具有清热止吐、消食利水的功能。

赛香瓜

原料 大鸭梨2个、嫩黄瓜1根、山楂糕200克,白糖、香油适量

做法 将黄瓜洗净后,切成细丝,放在盘中,备用。将山楂糕切成细丝,放在黄瓜丝上。鸭梨洗净去皮,除去内核后,切成细丝,放入盘中,与黄瓜丝、山楂糕丝轻轻掺拌均匀,切勿用力过大,以免山楂糕丝断截。最后将白糖均匀地撒入盘中,再滴几滴香油,拌匀,腌制片刻,即可。

营养点评 此菜含有丰富的糖类、维生素C和多种有机酸、果胶和纤维素,而且,色泽美观、香甜脆爽。

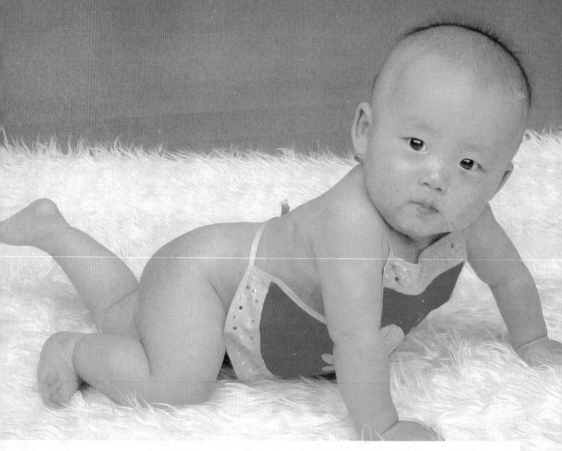

part 3 优生优育

　　每个家庭都希望有一个正常、健康和聪明的孩子。如果能多了解一些怀孕的早期信号，就能及时地进入胎儿保护状态，也就减少了准爸爸妈妈不必要的烦恼，同时还能减少对胎儿的意外伤害，对优生优育有着极为重要的意义。

1. 准妈妈宜了解孕早期为胎儿致畸敏感期

　　孕早期是胚胎形成阶段，此时任何损害都可能影响胚胎的正常发育，甚至引起早期流产或先天畸形，因此保证孕早期准妈妈的健康非常重要。受精后约7~10日，受精卵便在子宫内膜着床，并从母体中吸收养分，开始发育。胚胎发育是一个连续的过程,但也有着一定的阶段性,可以将孕早期分为胚前期和胚期,胚前期是指受精后的前两周,此期胚胎细胞的分化程度极低,如果致畸作用强,胚胎即死亡。胚期是指受精后第3周至第8周,此期胚胎细胞增生、分化活跃,胚体形态发生复杂变化,最易受到致畸因子的干扰而发生器官形态结构畸形。所以,胚期是最易发生畸形的致畸敏感期。一旦发现怀孕的准妈妈切记在这一时期"小心翼翼"保护好自己,防止感冒,误服药物,洗桑拿等事件发生。

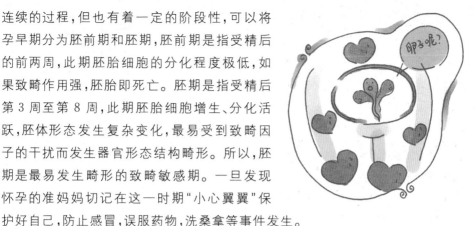

2. 准妈妈宜重视第一次产检

第一次产检对刚刚荣升为准妈妈的您是相当重要的,主要体现在以下几方面:

❀ 医生需要了解孕妇是否有不适合继续妊娠的情况。如是否患有严重的心、肝、肾疾病,是否接触了毒物或放射线等,从而根据具体情况,来决定是否在怀孕早期进行人工流产术终止妊娠。

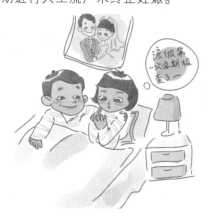

❀ 有助于确定妊娠是否正常及妊娠周数。可以排除宫外孕等异常情况,对于月经周期不规律的准妈妈,怀孕早期的B超检查对推算预产期有重要的参考价值。

❀ 可以了解生殖器官有无异常,如炎症、肿瘤、子宫阴道畸形等。一旦到怀孕中晚期,由于子宫增大,占据盆腔,会使对肿瘤和畸形的诊断变得非常困难。

❀ 怀孕早期的血压和体重能代表非孕时的水平,可作为孕妇的基础值,对某些妊娠晚期合并症的监测、诊断有重要的参考价值。

❀ 尽早地接受孕期保健指导,能减少妊娠合并症的发生。

3. 准妈妈宜建立围产保健手册

孕期应尽早建立孕期围产保健手册,这对刚刚发现怀孕的准妈妈非常重要。受孕后定期进行产前检查,孕20周以后,每4周检查一次至28周;28~36周每两周一次;36 周后每周一次至分娩。孕期检查一般需 10～12 次,如有高危因素存在应随时增加检查次数。

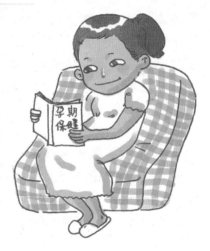

在孕早期建立围产期保健手册更有利于孕早期保健,医生会询问你停经后的情况以及夫妻双方有无与妊娠相关病史及遗传病家族史,测量体重及血压,并针对您个人情况提出一些孕早期的注意事项,对继续妊娠打下良好的基础。然而实际上不少孕妇在发现自己怀孕后不以为然,既不及时告诉家里亲人,更不主动去医院检查,一拖就是一两个月。这样,确定妊娠时,大多已经妊娠 3 个多月了,在胎儿致畸敏感期和容易造成流产这一危险时期,错过最佳治疗时机,对母子健康极为不利。保健手册有利于准妈妈按期进行产前检查,能及时发现妊娠并发症及胎儿异常情况,最大限度保障准妈妈的安全。

4. 准妈妈宜做的检查

超声波检查:可用来进一步确定你的受孕日期,推算正确的预产期。发现发育异常的情况,还可发现多胎妊娠,孕妇都应做此项检查。

血常规:可了解准妈妈是否贫血。正常情况下,孕前及孕早期血红蛋白大于等于 120 克/升,妊娠后 6～8 周,血容量开始增加,至 32～34 周达高峰,血浆增多,血红蛋白减少,血液稀释,血红蛋白 110 克/升。通过血常规检查,还可以了解白细胞和血小板有无异常。

尿常规:可以了解准妈妈尿中蛋白、葡萄糖、酮体指标,对于反映准妈妈妊娠剧吐严重程度,提示准妈妈是否患有肾脏疾病、糖尿病等意义重大。

传染疾病的筛查:包括乙肝五项和丙肝抗体、梅毒抗体、艾滋病抗体。可以了解准妈妈是否为乙肝携带者,如果同时伴有

●●医生提醒●●

如果准妈妈想做四维彩超,可以在怀孕 18 周以后进行。此时胎儿肢体及各个主要脏器已经逐渐发育成熟,并且羊水量也会增多,比较适合做胎儿畸形的筛查。

e 抗原、核心抗体阳性，则胎儿感染乙肝病毒的机会增加，新生儿出生后可给予主动免疫(注射乙肝疫苗)和被动免疫(注射乙肝高效免疫球蛋白)。

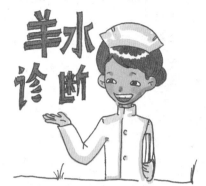

肝功能检查：可了解准妈妈肝脏情况，还可以对准妈妈其他肝脏疾病进行鉴别。

血型：可了解准妈妈有无特殊血型。有无发生新生儿溶血的可能。

优生四项：包括弓形体、巨细胞病毒、单纯疱疹病毒和风疹病毒检测。如在孕早期感染这四类病毒，可造成胎儿不同程度的畸形，一旦发现，及早就医。

绒毛及羊水检查：在 11 周左右，用一根活检针通过宫颈或腹壁进入宫腔到达胎盘位置，取出少许绒毛组织，进行检查。也可在 16 周左右，在麻醉的状态下，以针头穿刺的方法，取羊水、收集胚胎脱落细胞，进行检查。此项检查一般用于高龄孕妇，此检查有引起流产的危险，需要在有经验的医生指导下进行。

 5. 准妈妈孕早期不宜忌讳超声检查

超声检查是先进的物理诊断技术，它在诊断胎儿畸形、发育异常及胎盘、脐带、羊水的病变中发挥着重要作用。对于准妈妈来说，关于超声检查的安全性问题始终备受关注。超声产生的生物效应主要为热效应，多年来的研究认为诊断用的超声剂量对人类无害，超声诊断在胎儿方面的应用的益处远远超过了可能呈现的生物效应，对优生优育作出了巨大贡献，所以准妈妈们在孕早期要听从医生的建议，放心地进行 B 超检查，这对你的正常妊娠是非常有必要的。

超声检查的作用

❋ 了解胚胎发育是否正常，月经不规律者可帮助确定预产期。

❋ 早期排除异常妊娠，如葡萄胎，胚胎停止发育，宫外孕等。

温馨小贴士：

目前建议准妈妈怀孕期间定期做 2~3 次的超声检查，一般第一次在怀孕 12~14 周左右，以后可在怀孕 20~24 周和足月（怀孕 37 周）后再进行检查。某些医疗机构可能会建议在怀孕 10~14 周之间增加一次检查。当然，如果孕妇或胎儿有异常情况，产前保健超声波医生会建议增加检查的次数。

6. 妊娠剧吐宜及早就医

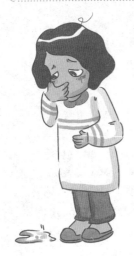

大多数孕妇的孕早期反应在妊娠 12 周后逐渐消失,少数孕妇反应严重,呈持续性呕吐,甚至不能进食、进水,称为"妊娠剧吐"。呕吐物除食物外,主要是黏液性泡沫,也可能含有胆汁或血性物。这时,应该及早去医院就医,通常需要住院治疗。否则,不仅使自己的健康受到很大影响,还会由于身体缺乏营养、脱水而给胎儿的发育带来严重后果。住院后一般是先禁食,给予补液对症治疗,纠正酸碱失衡电解质紊乱状态,直至尿酮转为阴性。一般需要 2~3 天,呕吐即能好转或停止,大多数剧吐者可迅速康复,但也有极个别病人经治疗后仍不见好转,甚至病情日趋严重,出现体温高达 38℃以上,或脉搏快达 120 次/分,并出现黄疸,这时应考虑中止妊娠。各位准妈妈们不必担心,目前因妊娠剧吐而需要中止妊娠者极为少见。

7. 准妈妈宜重视孕早期腹痛

孕期腹痛是准妈妈遇到的常见症状,准妈妈应谨慎对待,不可大意。在孕早期,有些腹痛是生理性的,即因为怀孕所引起的正常反应,但有些却是病理性的。

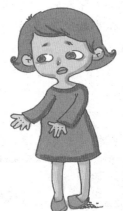

生理性腹痛:孕早期,很多准妈妈总感觉有些胃痛,有时还伴有呕吐等孕早期反应,这主要是由孕早期胃酸分泌增多引起的。这时要注意饮食调养,膳食应以清淡、易消化为原则,早餐可进食一些烤馒头片或苏打饼干等。随着孕早期的结束,不适会自然消失。

病理性腹痛:在孕早期出现腹痛,特别是下腹部疼痛,甚至伴有阴道流血,首先应该想到是否是妊娠并发症。常见的并发症有先兆流产和宫外孕。准妈妈不要认为在孕早期出现腹痛可能是偶然性的,只要躺在床上休息一下就好了。这种盲目采取卧床保胎的措施并不可取,应及时到医院检查治疗,以免延误病情。

孕早期腹痛的病理征兆

准妈妈在孕早期,如果出现阴道少许出血或腹部明显下坠感,很可能预示着先兆流产。准妈妈应该少活动、多卧床、不要行房事、勿提重物,并补充水分,及时就诊。如是出现单侧下腹部剧痛,伴有阴道出血或出现昏厥,可能是宫外孕,应立即到医院就诊。

8. 先兆流产者忌便秘

先兆流产的准妈妈出现便秘症状比较常见,它不仅增加心理上的痛苦,还影响保胎效果而发生流产。综合分析,先兆流产患者便秘的原因主要有以下几个方面:

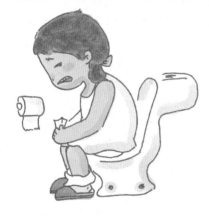

活动量少: 由于保胎的准妈妈长期卧床,活动减少,从而使肠蠕动减少,大便在肠道里滞留时间过长,水分被肠道大量吸收,导致大便干燥,不易排出。

环境因素: 因不习惯卧位排便,又不愿麻烦别人,或缺乏排便的隐私环境,从而对在床上排便产生顾虑,尽量控制排便,使粪便在直肠内蓄积时间过长,形成越不愿排便越便秘的恶性循环。

药物因素: 硫酸镁、舒喘灵等保胎药物在舒张子宫平滑肌的同时,也对肠道平滑肌活动起到抑制作用,减慢了肠蠕动。

饮食因素: 食物过分精细,高蛋白,缺乏纤维素;或由于恶心、呕吐等孕早期反应使进食减少,导致饮食结构不合理,造成排便反射减少和粪便的含水量减少,故而出现便秘。

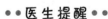
••• 医生提醒 •••

了解了便秘的原因,有先兆流产症状的准妈妈要根据自身情况提早预防,以免因此影响保胎效果,使先兆流产成为难免流产。

心理因素: 有些患者每次排便或活动后就出现阴道流血或腹痛,因担心用力排便会影响胎儿甚至会流产,而对排便产生恐惧心理,造成患者有意识的抑制排便。

认识缺失:患者和家属对排便的重要性认识不足,未及时督促患者排便,导致大便蓄积形成便秘。

9. 准妈妈宜注意怀孕后阴道流血

女性怀孕以后不会再来月经,但有少数人在怀孕后会出现"妊娠月经",这种现象都发生在怀孕3个月以内,一般只出现1次,它的特点是流血少,颜色淡,天数短,与以往任何一次月经都不同。实际上,这不是真正的月经。怀孕后出现"妊娠月经"的真正原因尚不十分清楚。

但是怀孕早期出现的阴道流血也可能是先兆流产,也可能是妊娠并发蜕膜息肉、子宫颈息肉或糜烂等引起的出血。宫颈糜烂引起的出血和先兆流产的出血在出血量、时间、颜色上,一般准妈妈们很难自己鉴别,所以已经肯定怀孕的准妈妈如发现阴道流血,应及时去医院检查,以排除上述可能性。

10. 准妈妈忌盲目保胎

早期流产通常与胎儿异常或者孕妈妈患有合并症有关,胎儿异常所占比例较大。早期流产的胚胎有半数以上属于有缺陷,若继续妊娠下去,则会发展成为不健康胎儿。

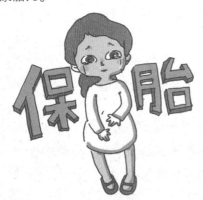

有问题的胚胎死亡之后,通常并不立即排出母体,一般要经过一段时间,母体才会出现下腹部坠痛、阴道出血等流产表现。这段时间内胚胎虽然已经死亡,但胎盘绒毛还会继续分泌激素,做妊娠试验,仍然会显示阳性。

一般孕期出现流产迹象后,都要尽力保胎,了解到上述情况之后,就不会再努力坚持。

对于早期妊娠的先兆流产,一般倾向于顺其自然,让孕妈妈卧床休息。因为按照自然选择的规律,发育良好的胚胎并不容易发生流产,因此,不必过于紧张。如果卧床休息一段时间后,症状消失,流血停止,则可以继续妊娠;倘若流血淋漓不止,超过一周时间,或者流血量增多、超过月经量连续三天以上,则继续保胎一般没有多大意义。要知道,妊娠早期发生的这种流产,一般属于自然淘汰的优胜劣汰过程,保胎也无济于事,有的胚胎勉强保留下来,至孕中或孕晚期却发现有严重的畸形,这将对孕妇更为不利。

11. 中止妊娠后宜要坐"小月子"

当准妈妈需要中止妊娠时,一定要到正规医院做流产手术。因为如果手术条件差或操作不当容易引发子宫穿孔、不孕症、妇科炎症甚至手术意外等伤害。另外,术后的康复十分重要。专家建议,女性在手术后,应该注意以下几方面,合理保养,尽快使身体恢复:

术后需要适当卧床休息2周,少看报纸及电视,不做重体力劳动。一般在3～5天阴道流血渐渐停止,最多不超过10～15天。如果阴道流血量超过月经血量,持续时间过长,这时需要及时就诊治疗。保持外阴部清洁卫生,每天用温开水清洗1～2次,勤换卫生巾,2周内或阴道流血未干净前不要坐浴。多吃些富有营养的食物,使身体尽快恢复正常,尽量不碰凉水。术后应注意避孕,对有生育要求者也应在三个月后怀孕为宜。

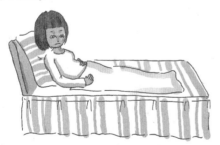

妈妈心情笔记

孕中期篇

（13～27周）

★ 健康生活

★ 膳食营养

★ 优生优育

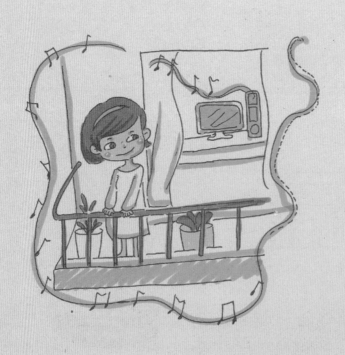

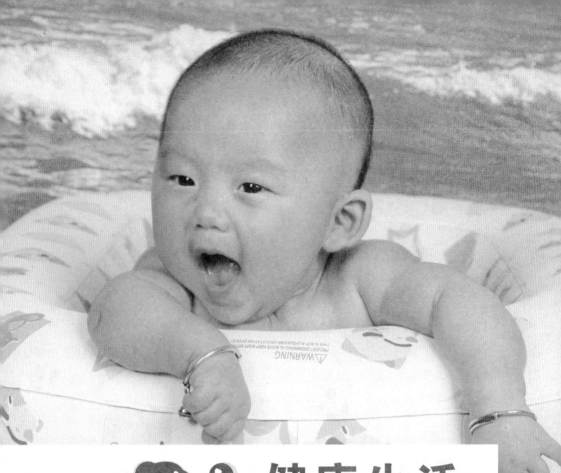

part 1 健康生活

　　孕妇进入孕中期(怀孕后 13～37 周),身体会发生一系列变化。孕妇的体重迅速增加,胎儿也在迅速发育,胎儿除了迅速增长体重外,一些组织器官还在继续分化,已经分化的则要在形态增长的同时,完善自己的功能,特别是神经系统的发育。因此,孕中期胎儿仍然处于重要时期。

1. 准妈妈出行宜与忌

(1) 骑自行车

　　一般人都认为孕妇骑自行车危险,容易摔倒,其实不然,正因为怀有身孕,准妈妈骑车会更加小心谨慎,反而不易摔倒。骑自行车是一项有益的运动,孕中期适当地骑骑自行车是完全可以的。需要注意的是不要长距离地骑自行车,但是最好到孕 5 个月以后就不要再骑了。

(2) 孕中期坐公交车和地铁

公交车和地铁这两种交通工具既方便又经济,所以成为许多准妈妈出行的首选。那应该注意什么呢？首先最好能避开上下班乘车的高峰期,以免受到拥挤人流的挤压撞击;其次车上人多时,应该主动向别人请求座位,以免紧急刹车时失去平衡而摔倒;最后尽量选择前面的座位,减少颠簸,下车时一定要等车到站停稳后再下。

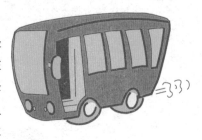

(3) 自己开车

准妈妈中有不少人是开车上班族,开车时长时间固定在座上,准妈妈盆腔和子宫的血液循环都会比较差。开车还容易引起紧张、焦虑等不良情绪,不利于胎儿的生长发育。如遇紧急刹车,方向盘容易冲撞腹部,还有可能引起破水。此外,怀孕期间准妈妈的反应会变得比原来迟钝,开车容易发生危险。所以,准妈妈们最好不要开车。如果必须开的话,也请务必做好安全防护。

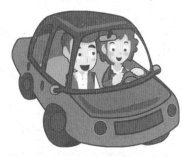

系好安全带:有些准妈妈担心安全带会压迫到胎儿,其实只要方法得当,系安全带对胎儿是没有影响的。因准妈妈的身材特殊,故而系安全带的方法也必须适当,安全带的肩带上部应置于肩胛骨的地方,而非紧贴脖子;安全带的肩带中部以穿过胸部中央为宜,不要压迫到隆起的肚子;安全带的腰带应置于腹部下方,不要压迫胎儿;身体姿势要尽量坐正,以免安全带滑落压到胎儿。

开车身体勿前倾:许多准妈妈在驾车时习惯身体前倾,这很容易对腹部产生压力,使子宫受到压迫,有导致破水流产的危险。开车时最好靠在椅背上,让它给身体一些支撑,有益于减缓疲劳。如果准备一个小靠垫,效果会更好。

勿超时高速驾驶:开车时时速不要超过 60 公里,且连续开车不要超过一小时。连续长时间保持一种坐姿容易疲劳,下肢静脉回流不畅,有可能造成腿脚浮肿。开车时要沿熟悉路线行驶,避免行驶陌生道路,精神过于紧张增加行车危险。

(4) 孕中期坐飞机

准妈妈最好不要乘飞机,理由是胎儿可能会受到低氧的危害,此外,乘机时的紧张情绪和应激反应也不利于胎儿健康。如果必须乘飞机,而且可以选择出行时间,最好在孕 16～24 周时安排乘机出行,因为这一时期孕早期反应已好转或消失,孕妇精神状态通常比较好,胎儿也处于较稳定的生长发育期,相对较为适合乘坐飞机。

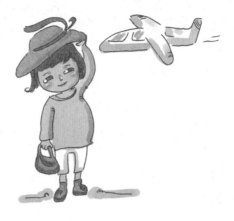

(5) 旅行宜与忌

准妈妈在怀孕 14 周以前,由于有流产的危险及孕早期反应,一般长途旅行并不适合;而 28 周以后,由于身体负担较重,也不适宜长途劳累。所以,对于想在怀

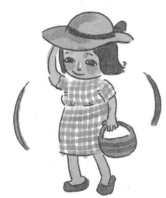

孕期间旅游的准妈妈来说,孕 14～28 周是比较适合的时机。在旅途中空气不流通会导致缺氧及子宫收缩,所以连续坐车最好不要超过 2 小时,而且火车比汽车好。其次,不要在运输高峰时段上路。有出血、早产以及其他可能的危险因素存在时,也不要出远门。旅行中应采取定时定点休息,切记不可随团旅游,劳碌奔波。另外,往来地点有什么医疗资源,应该事先掌握。

2. 准妈妈孕中期运动宜与忌

较大强度运动最适宜的时间段是从孕 16 周开始,到孕 28 周止。孕期不可以做举重和仰卧起坐运动,因为它会妨碍血液流向肾脏和子宫,影响胎儿发育,甚至导致流产;不要跳跃、猛跑、突然拐弯或弯腰,也不要做时间太长、太累的运动;夏天锻炼的时间安排在早晚比较合适;要多喝水,充分休息。如突然感到头晕,呼吸不畅,或者心跳加快,重心不稳等,要立即停止活动,仔细观察;如有血压升高、阴道流血、流水,下腹阵痛等不适,应尽快就医。准妈妈如果合并心脏病、肾脏疾病,妊娠期高血压疾病以及有过自然流产史等就不适宜做运动。

(1) 忌过度静养

很多孕妈妈怀孕后十分害怕早产或流产,因而活动大大减少,甚至从怀孕起就

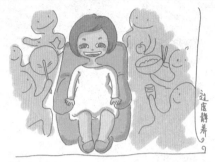

停止做一切工作和家务,体力劳动更不敢参加。其实,这样做是没有必要的,活动太少,会使胃肠蠕动减少,从而引起食欲下降、消化不良、便秘等,对母婴健康并不利。适当的运动可以促进血液循环,增加肺的活动和氧的摄入量,保持旺盛的新陈代谢,防止孕期体重增长过快,保持肌肉的良好张力,同时还有利于胎儿的正常发育和顺利分娩。当然,参加过重的体力劳动、过多的活动和剧烈的体育运动也是不利的。因此,准妈妈在怀孕中期应注意做到适量运动,劳逸结合,如非医生特殊交代,不可一味地卧床休息。

(2) 准妈妈宜进行哪些运动

散步:每周3～5次。散步的时间长短以不觉劳累为宜。在散步中,可使肺的通气量增加,呼吸变得深沉,增强了心肺功能,促进新陈代谢。这些由散步而导致的机体变化都特别适应准妈妈孕期生理变化特点,因此,散步是促进孕妇和胎儿健康

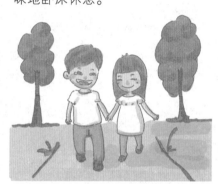

的有效方法。准妈妈散步时首先应注意选好散步地点。花草茂盛、绿树成荫的公园和林荫路是理想的场所,这些地方空气清新且氧浓度高,尘土和噪声较少,准妈妈在这样的环境中散步,会有身心愉悦的效果。其次,要选好散步时间,最好选在清晨和傍晚,当然,也可以根据自己的工作和生活情况安排其他时间。在散步时最好请准爸爸陪同,这样可以增进夫妻间感情交流,培养准爸爸对胎儿的感情。

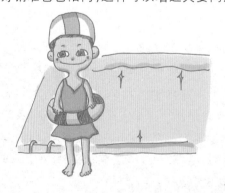

游泳:游泳也是比较适合准妈妈的运动之一。它安全、舒适,活动量适中,能锻炼腹部、腰部和腿部力量,增加肺活量,提高身体的协调性。同陆上运动相比,游泳还具有减轻腰部压力的优点,但要注意游泳池水的卫生。游泳一般不宜超过1小时,大致游300～400米即可。游泳前要做好充分的热身运动,避免跳水和仰泳。

此外,游泳时应有救护设备及救生人员监护。

做广播操：每日可在散步之后或工作之余做几节，做操时动作要轻，要柔和，不要做弯腰和跳跃动作，运动量以不感到疲劳为宜，做操之前尽量排空膀胱。

3. 准妈妈做家务宜注意事项

准妈妈在孕中期可以做一些力所能及的家务活，但要适可而止，不要求尽善尽美，主要目的是活动一下身体。准妈妈在做家务时应该遵循以下原则：

做家务应缓慢舒适：随着妊娠周数的增加，准妈妈的肚子越来越大，本身的负荷加重，身体不那么灵活了，所以孕妇做家务时，要以"缓慢"为原则，并以不直接压迫到肚子的姿势作为最基本的原则。准妈妈最好能将时间妥善安排，千万不要强迫自己将全部家务一口气做完，而是要分段进行。如果突然出现腹部阵痛，这表示子宫收缩，也就是活动量已超过孕妇身体可以承受的程度，此时要赶紧停止手里的活，并躺下休息，如果还不能缓解不适，就要赶紧就医了。

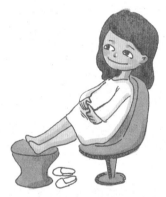

不要长时间站立：准妈妈在做家务时最好不要长时间站立，建议准妈妈在做了 15～20 分钟家务后，要休息 10 分钟左右。休息时最好是尽量把双脚抬高。

避免搬动沉重的物品：不要让两肩有极为费力拉起的感觉，或是因为使用腹肌力量，而让肚子感到紧绷的感觉。不要让物品的重量超过身体一般负荷的程度。晾晒衣物时，不要一次晾很多衣服，因为向上伸腰的动作，腹肌过分用力会压迫子宫。不要登高打扫卫生或长时间弯腰或下蹲，也不赞成孕妇清洁浴室，以防滑倒。冬天不要长时间使用冷水，以免受凉感冒，甚至引起宫缩流产。

外出购物注意时间不要太长以及人流不要太拥挤：购物时别走得太急，权当是在散步，尽可能选择人少的商场或菜市场，而且在不太拥挤的时候去采购，尤其要保护腹部以免遭遇不测。

医生提醒

不适宜做家务的准妈妈有：①体态臃肿、灵活度不够者；②医师告知有早产倾向、需要卧床休息者；③做家务时出现呼吸急促、心跳加快者。

4. 准妈妈宜学会的自我保护动作

站立：准妈妈平常站立时，应保持两腿平行，两脚稍微分开，把重心放在脚心处，这样不容易疲劳。如果长时间站立，可采取"稍息"的姿势，一腿置前，一腿在后，重心放在后腿上，前腿休息；过一段时间，前后腿交换一下，或者重心移向前腿。要让你的背部舒展并且挺直，为的是使胎儿的重量集中到你的大腿、臀部以及腹部的肌肉上并且受到这些部位的支撑。这种站立的姿势将有利于防止背痛，并可增强腹部肌肉的力量，如此训练下去，会使准妈妈分娩后较容易恢复原有的体形。当由坐位、蹲位或者卧位转换为立位时要注意动作缓慢些，以防出现体位性低血压。站起时，要用手先扶在大腿上，然后慢慢站起。

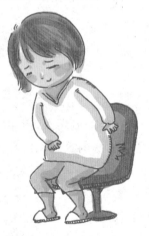

坐姿：准妈妈正确的坐姿是先用手在大腿或扶手上支撑一下，再慢慢地坐在靠边部位，然后再向后移动，把后背紧靠在椅子背上，直至坐稳为止，必要时还可以在后腰部放一个小枕头。但不可以坐在椅子的边上，坐在椅边容易滑落，如果是不稳当的椅子还有跌倒的危险。另外，坐在有靠背的椅子上时，髋关节和膝关节要呈直角，大腿宜与地平线保持平行。如果准妈妈是坐着工作的，有必要时常起来走动一下，因为这样会有助于血液循环并可以预防痔疮。如果孕妇写字或者电脑操作的工作量很大，最好是每隔一小时给自己放松一下。

行走：由于孕妇腹部前凸，重心不稳又影响视线，很容易摔倒，故在行走时要特别注意。行走时要保持正确的姿势，过分弯腰或挺胸都是不正确的。正确的姿势是抬头，伸直脖子，下颚抵住胸部，挺直后背，绷紧臀部，好像把肚子抬起来似的保持全身平衡地行走。行走过程中要看清路面，等前一只脚踩实了之后再迈另一只脚，以防摔倒。

当从地面拾起东西时，不要直接弯腰，那样会压迫腹部，对胎儿不好。正确的姿势应该是先屈膝，然后下蹲，将东西拣起放在膝上，再双手扶腿慢慢起立。怀孕

6个月后婴儿的体重会给妈妈的脊椎造成很大压力,并引起孕妇背部疼痛。因此,要尽可能地避免俯身弯腰的动作,以免给脊椎造成过大的重负。

5. 准妈妈宜远离节日综合征

孕中期对于准妈妈来说是比较舒适的阶段,既没有孕早期反应的不适,食欲逐渐好起来,也没有孕晚期孕妇身体负重大,易疲劳等。如果正好赶上过节放假就可以与亲朋好友一起欢聚,好好吃上几顿大餐,或者结伴旅行也不错。可是 happy 完了,常常感到精神疲惫、肠胃不适、厌食、焦虑……这些种种不适,困扰着各位准妈

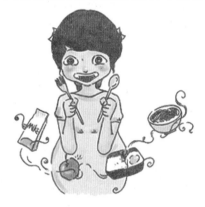

妈,即所谓的"节日综合征"。有时还会造成胎宝宝在子宫内躁动,出现胎儿窘迫,你的作息习惯改变也打乱了胎宝宝的"日常生活"。所以,建议准妈妈合理安排假期,远离困扰你的节日综合征。

对于喜欢热闹的准妈妈来说,表演年会、KTV 聚会以及酒桌上的划拳喧哗声等所产生的噪音的危害相当大,将有可能影响准妈妈中枢神经系统的机能活动,还可能导致胎心加快、胎动增多,严重时可诱发子宫收缩而引起早产、流产、新生儿体重减轻及先天性畸形等。

准妈妈在节日期间更要注意均衡地补充营养。有的准妈妈为了过节而奔忙,有时会忘记或者顾不上吃饭,有时则会大鱼大肉、暴饮暴食,这样不仅会影响食物的消化吸收,还会导致胃肠等消化系统疾病。饮食方面,五大类营养(碳水化合物、蛋白质、脂肪、维生素、矿物质)要均衡地摄取,含糖量高、油炸、腌渍的食物要尽量少吃。一日三餐要定时定量,搭配合理。

有些准妈妈喜欢在放假时逛逛商场作为休闲方式,殊不知这也是造成节日综合征的原因之一。节假日商场里空气流通性差,人多拥挤。如正值冬季,很可能还是感冒病毒肆意传播之时,准妈妈一旦传染上感冒可能就不光是伤风流涕的事了,弄不好还会殃及胎儿。

那么多规矩,那我哪也不去,待在家中,做个"宅准妈妈"总可以了吧? 呵呵,可以是可

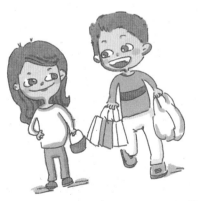

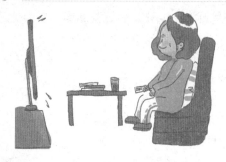

以,但也不能宅在家中长时间上网、看电视、打麻将哦！这些活动会使身体长时间保持一个体位,影响盆腔血液循环,对胎儿发育不利,增大的子宫会压迫到下腔静脉造成下半身静脉回流不畅,易导致痔疮或是下肢和会阴部静脉曲张,还会造成头晕乏力,食欲下降。电脑、电视的电磁辐射也会危及胎宝宝的健康。

总之,希望准妈妈都能够有一个良好的心态,有一个稳定的作息规律,有一个适宜的生活习惯,约束自己,远离节日综合征,给肚子里的小宝宝一个最合适的生长环境。

6. 准妈妈宜注意乳房护理

为了产后正常哺乳和保持乳房美好的形态和颜色,以及乳房皮肤的嫩滑,准妈妈们在怀孕中期间就必须注意乳房的护理。以保持乳房形态美,为哺乳作准备。

(1) 要戴松紧适宜的乳罩

怀孕会使乳房逐渐增大,这时如果戴上很紧的乳罩就会压迫乳腺组织,不利于乳腺的正常发育,相反,如果干脆完全不戴乳罩,乳房的韧带就会受到过度牵拉,导致下垂,会使形态不美。因此,应戴那种松紧适宜的乳罩。

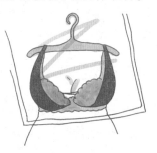

(2) 按摩乳头

将按摩油(膏)涂在乳头和乳房上,轻轻地按摩,使乳头表皮增厚并富有弹性,使乳房皮肤光滑,帮助促进乳腺导管发育成熟。按摩之后,把按摩油(膏)洗去,再涂上润肤霜于乳头和乳房皮肤上。

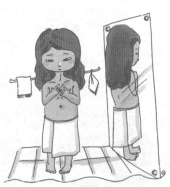

(3) 防止出现大小乳房

在怀孕期间,由于雌激素增多,从而使乳腺腺管增生,血量供应增加,脂肪沉积,乳房此时的体积和重量都会增大。此时,睡觉时尽可能不要经常性地侧向固定的一边,要均匀地两边侧睡,以免产后乳房变成一边大一边小。也可适当多按摩小侧的乳房,避免大小乳的出现。

(4) 少刺激乳头

乳头有丰富的神经分布,在怀孕期间乳头更敏感,因此在怀孕期间少刺激乳头,避免由于乳头受刺激引起子宫收缩而流产。

乳房巧清洁妙护理

孕妇的皮脂腺分泌旺盛,乳头上常有孕积垢和痂皮,强行清除可伤及表皮,应先用植物油(麻油、花生油或豆油)涂敷,使之变软再清除。

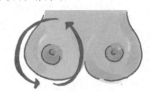

妊娠4～5个月后,每日应用毛巾蘸肥皂水擦洗奶头数次,以增加其弹力,并可使表皮增厚,从而耐受婴儿吸吮,减少产后乳头皲裂的发生。

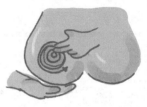

内陷的乳头于擦洗干净后,用双手手指置乳头根部上下或两侧,同时下压,可使乳头突出。乳头短小或扁平者则可用拇指与食指压紧乳晕两侧,另一手自乳头根部轻轻外牵。这些都是简便易行的纠正方法,每日可进行 10～20 次,甚至更多,数月后,就可见到成效。

7. 准妈妈宜正确挑选文胸

到了孕中期,随着宝宝在肚子里一天天长大,准妈妈的体形也在一天天变化,着装不仅要考虑美观大方,更要考虑舒适安全。对准妈妈来说,纯天然质地的孕妇装是最好的选择,因为怀孕期间皮肤变得敏感,如果经常接触人造纤维的面料,容易发生过敏。

(1) 选择专用文胸

怀孕时,乳房是从下半部往外扩张的,增大情形与一般文胸比例不同,因此,准妈妈应该选择专为孕妇设计的文胸,这类文胸多采用全棉材料,肤触柔软,罩杯、肩带等都经过特殊的设计,不会压迫乳腺、乳头。

(2) 随时更换尺寸

从怀孕到生产,乳房约增加原先罩杯的两倍,准妈妈应根据自身乳房的变化随时更换不同尺寸的文胸，不能为了省事而一个尺码用到底。尺码太小，过紧的文胸会影响乳腺的增生和发育。同样，如果一开始就选一个超过自己乳房实际尺码的宽松文胸，也是不正确的。尺寸合适的文胸在穿戴时，乳房既没有压迫感，也不会感到大而无当。

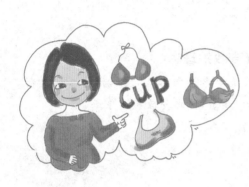

（3）选用软钢托

怀孕期间乳房的重量增加，下围加大，最好穿软钢托的胸罩，如无支持物，日益增大的乳房就会下垂，乳房内的纤维组织被破坏后很难再恢复。

（4）肩带尽量宽一些

最好选择胸罩肩带宽一些，扣带可调节以及前扣型胸罩，这样便于穿着及产后哺乳。

孕妈妈内裤选择有技巧

孕期孕妈妈的腹围会发生巨大变化，在选择内裤时要选择肥大一些的，有良好的通气性和吸湿性面料的内裤，最好是纯棉的，穿着以不压迫腹部为宜，同时由于臀部增大，内裤也要求包附性好。不要用松紧带紧勒肚子和大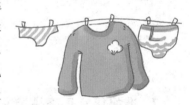腿根，最好用带子式样，现在肚子相当大了，要可以根据肚子的变化，随时调整松紧。为了防止肚子着凉，引起流产或早产，最好选用能把肚子完全遮住的、适于孕妇用的短裤。

8. 准妈妈忌穿高跟鞋

常言说："树老从根始，人老从脚起"，脚的运动，可有节奏地带动全身骨骼肌的活动，从而辅助心脏加速血液循环。因而，脚有"第二心脏"之称。脚的健康，往往离不开鞋。对于孕妇来说，脚与鞋就显得更加重要了。在这种特殊的时期，准妈妈为了自身和胎宝宝的健康，一定要舍得将漂亮的高跟鞋束之高阁啊。

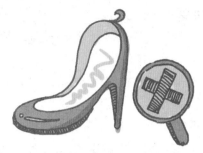

妇女怀孕后，因为肚子一天一天增大，体重增加，身体的重心前移，站立或行走时腰背部肌肉和双脚的负担加重，如果再穿高跟鞋，为了保持身体平衡，脊柱弯曲度增加，腰背部肌肉负担更重，就会更加使重心不稳，容易摔倒。同时还会使准妈妈常常感觉疲劳，腰痛，不利于身体健康。

高跟鞋由于鞋底、鞋帮较硬，不利于下肢血液循环，会造成孕妇下肢水肿情况加重。

经常穿高跟鞋，会改变骨盆倾斜角度，不利于日后分娩。

怀孕后由于内分泌的改变，准妈妈全身骨骼会有不同程度的骨质疏松，穿高跟鞋会损害身体各部位的健康。

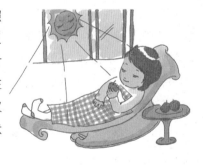

••医生提醒••

建议准妈妈最好穿软底布鞋、旅游鞋，这些鞋有良好的柔韧性和易弯曲性，还有一定的弹性，可随脚的形状进行变化，穿着舒适，行走轻巧，可减轻孕妇的身体负担，并可防止摔倒等不安全的因素发生。

9. 准妈妈忌缺乏晒太阳

职场准妈妈们常常忙于工作，朝九晚五，照射不到户外的阳光，这会使胎儿在发育阶段缺乏维生素D，这不仅影响胎儿的骨骼发育，还会对大脑产生不利影响。准妈妈们应该充分利用在周末里或者工作间期经常去户外晒晒太阳，不仅有利于胎宝宝的发育，对自己也是一件十分惬意的事情。

10. 准妈妈宜正确选择和清洗防辐射孕妇服

防辐射孕妇服是每一位准妈妈的必备法宝。但是很多准妈妈发现，有些防辐射服的效果并不能够完全屏蔽手机信号和电磁辐射，因此担心影响胎宝宝的健康。

目前市场上的防辐射服主要有两种，一种是把不锈钢丝纤维与布纤维一起混纺制成的。这种防辐射服可以清洗，但由于它是混纺制成的，无法分离，不宜多洗。在清洗的过程中，混纺制成的防辐射服一定要用中性肥皂轻轻手洗，绝对不要用洗衣机清洗，手洗后不要用力拧，直接悬挂晾干就可以了。

还有一种是采用镀膜工艺，在原有布料的基础上镀上一层防辐射的金属膜，这种防辐射服不能清洗，以免清洗过程中的揉搓使表面的金属颗粒剥落，影响防辐射效果。也正是由于这样的原因，这种镀膜工艺的防辐射服现在有很多都是双层拆卸式的，可以分开洗涤。如果防辐射孕妇装不是双层可拆的，就一定不要洗，这样直接揉搓，损伤很大，影响防辐射的效果和使用寿命。

很多妈妈生了孩子以后会把防辐射服送给亲朋好友继续使用，避免资源浪费，事实上，二手的防辐射服效果已经降低。因为经过十个月的使用后，内部的金属纤维已经有磨损了，所以不支持

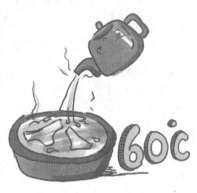

使用二手的防辐射服。

防辐射服并非多穿就好，因为防辐射服会使一些对身体有益的射线也同时被拒绝，如阳光中的红外线，适度的照射可以帮助胎儿健康发育。因此建议准妈妈在脱离接触辐射的工作环境后，最好把防辐射服脱掉，以便接触阳光和新鲜的空气。

如何区分防辐射服

因为清洗要区别对待，所以区别镀膜与金属混纺孕妇装也非常重要。一般来说，镀膜涂层的防辐射服手感很硬，且面料不能染色；而混纺工艺的在面料上有一丝丝的防辐射纤维。建议购买时问清楚具体采用的是何种原料的防辐射面料，并按照产品说明书使用清洗防辐射服装。

11. 中孕期宜知晓的自我心理保健法

随着孕早期反应种种不适逐渐减轻和消失，准妈妈的情绪也进入平稳阶段。在 18 周左右多数准妈妈可以感知到胎动，这是一种莫大的安慰。在这一阶段，通过生活、工作和休息的适当调整，保证良好的心理状态非常重要。

(1) 避免过于放松心理

虽然身体心理状况都较平稳，但也不可过于放松，因为孕中期并不一定就平安无事。随着胎儿一天天长大，心脏、肾脏、肝脏等重要脏器的负担会越来越重，有些妊娠并发症或并发症会逐渐暴露出来，如妊娠高血压综合征、贫血等。特别是原本就有这些疾病的孕妇，更容易发生意外。

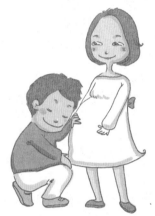

(2) 避免心理上过分依赖

由于在孕早期身体不适，以及腹部开始逐渐显山露水，一直被丈夫家人和朋友照顾着，逐渐使自己过分依赖他人，凡事都由丈夫或他人代办，甚至连班都不想上。其实，如果没有异常情况，孕中期做一些适当的工作和家务，参加一些平缓的运动不但没有害处，还可增强肌肉力量和体力，有助于日后分娩，同时对调整心理状态也大有益处。

(3) 增强自己做母亲的感觉

由于已经有了胎动，这种新生命存在的感觉，可以帮助自己增强做母亲的感觉。如果经常把丈夫的手放到自己的腹部，同他一起分享胎动的幸福，或为胎儿的出生做一些准备，更加能够增加这种感觉。

••医生提醒••

即使自己和胎儿的状况都很正常，也应定时去医院做产前检查，不可过于放松。最好避免听一些关于胎儿畸形的事，以免对心理造成不良刺激。

(4) 减轻对分娩的隐约压力

对分娩隐约产生恐惧时，可学习一些分娩知识或翻阅书刊，或与已生育过的女性交谈，或和家人一起为宝贝准备一些必需品，这样都会使心情得到放松，对分娩从恐惧逐渐变为期待。

12. 准爸爸宜多陪伴准妈妈

告别了孕早期,准妈妈迎来了感觉稍许舒服一点的孕中期。

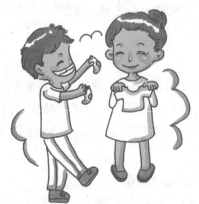

这段时间,准妈妈显得比较有活力,可以感觉到胎动。而且,夫妻两人可以适当地过性生活,但是由于准妈妈对胎儿的顾虑而引起的不同程度的性欲下降,准爸爸要给予体谅。

每天早晨陪准妈妈到附近的公园或者绿地广场散步,呼吸新鲜空气,督促准妈妈多晒太阳,提醒准妈妈远离电磁污染,听音响、看电视时要保持一定的距离。和准妈妈一起阅读指导书籍,找些轻松的节目共同参与,丰富准妈妈生活的情趣。挑选舒适的平跟鞋和漂亮的孕妇装送给准妈妈当礼物,让她感受你对她的爱。

如果准妈妈是在 35 岁以上怀孕,曾经有流产和死产史,应陪她到医院做羊水穿刺检查。

13. 准妈妈宜远离二手烟

目前准妈妈对吸烟的危害性都已认识的十分深刻,有吸烟嗜好的准妈妈基本都能做到孕期不吸烟,但是吸入二手烟的问题却是不能完全杜绝的,准妈妈首当其冲的成为最大受害者。

二手烟对于孕妇、胎儿及其各个生长阶段的健康所产生的负面影响是公认的。对经常暴露于二手烟环境中的孕妇进行研究发现,90％孕妇子宫羊水中能检测出尼古丁等有害物质,说明烟雾对胎儿生长的子宫内环境造成了污染,这会影响胚胎细胞增殖、分化,导致胚胎发育异常,表现在神经系统的发育障碍,宫内生长受限。二手烟

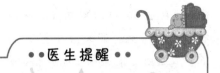

●●●医生提醒●●●

　　爱吸烟的准爸爸们要注意了,在家中一定不要吸烟哦,以防伤害到准妈妈腹中的胎宝宝,准妈妈们也要尽量少参加聚会,少去杂乱的场合,以免吸入二手烟。

暴露的孕妇与无二手烟暴露母亲相比,所生新生儿体重低 200～500 克,畸形发生

率高 100～300 倍。这种危害如果在婴儿期继续存在,即可以表现为累加作用,到 4～11 岁就会表现出来,除儿童早期肺炎、哮喘、中耳炎、化脓性脑膜炎发病率高于无二手烟暴露儿童外,牙病、白血病、淋巴瘤发病危险也会增高,还会影响儿童智力和行为发展。

准妈妈经常吸入二手烟还会抑制身体的自身修复机能,经常吸入二手烟是发生妊娠高血压疾病等妊娠并发症的重要危险因素。

14. 准父母孕中期性生活宜适度

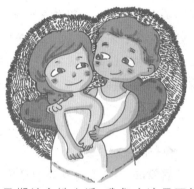

怀孕中期胎盘已经形成,妊娠较稳定;孕早期反应也过去了,准妈妈的心情开始变得舒畅。性器官分泌物也增多了,是性欲高的时期,因此,可以适当地过性生活。这也有益于夫妻恩爱和胎儿的健康发育。国内外的研究表明:夫妻在孕期恩爱与共,生下来的孩子反应敏捷,语言发育早而且身体健康。做爱时随着子宫的收缩、血管的充盈可以运送更多的血液和营养,有利于胎儿的成长。所以大可不必在孕期放弃性生活,我们应该尽可能地享受它的快乐。有了宝宝后的喜悦会让夫妻之间的感情更加升温。

妊娠中期的性生活以每周 1～2 次为宜。值得注意的是:妊娠期的性生活应该建立在情绪胎教的基础上。所以,舒心的性生活充分地将爱心和性欲融为一体。白天,丈夫给妻子或者妻子给丈夫亲吻与抚摸,爱的暖流就会传到对方的心田,这样对于夜间的闺房之爱大有益处。反过来,夜间体贴的性生活又促进夫妻白天的恩爱,使孕妇的心情愉快,情绪饱满。

15. 准父母性生活宜注意事项

虽然专家说孕中期宝宝的状况较稳定就可以放心行事,不过很多准妈妈、准爸爸们还是担心做爱会影响到宝宝,那就请记住一些注意事项吧!

(1) 做好个人卫生

做爱前后双方都要清洗下身,别忘记手同样需要清洗干净,以免引发细菌感染。妻子怀孕后,由于激素的影响,使阴道内的糖原增多,妊娠期阴道内的化学变化非常有利于细菌的生长和繁殖。因此在性生活时,丈夫务必将包皮垢及龟头冲洗干净,以避免妻子的阴道遭受病原微生物的侵袭,从而诱发宫内感染,造成遗憾。

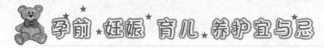
(2) 不要过于激烈

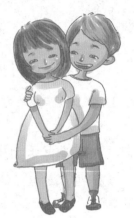

这个道理不说也能理解,性交时准爸爸不要插得太深,性交高潮时要慢慢地抽动,进行中不要频繁变换体位。在做爱过程中准妈妈如果有不适的感觉,比如腹部肿胀或疼痛、眩晕等感觉,都可能是动作不够温柔造成的,此时应该暂时中断休息一会儿。

(3) 选择不压迫腹部的体位

还要注意性生活的体位与时间,避免造成对胎儿的影响。这个时期的子宫逐渐增大,胎膜里的羊水量增多,胎膜的张力逐渐增加,孕妇的体重增多,而且身子笨拙,皮肤弹性下降。这个时期最重要的是维护子宫的稳定,保护胎儿的正常环境。如果压迫孕妇腹部,可能会引起破水。一般来说下面这些姿势适合准妈妈准爸爸采取。

女方在上: 女方跨坐在男方的身上,这样可以使女方掌控性交的深度和角度,而且这种体位也不会压挤到孕妇的腹部。

侧卧位: 男方躺在女方的体侧,从后面进入。

后侧位: 男方跪在女方的身后,女方跪着,双臂撑地。这种体位对孕妇的腹部不会产生压迫。

传统姿势: 如果采用男上女下的姿势,要让在上面的老公伸开胳膊支撑身体。

孕产小知识

哪些情况不宜进行"性福生活"

① 如果性爱后有腹痛或阴道出血等情况,有流产可能,应及时就医。

② 有多次流产史或早产史的孕妇应注意尽量减少性爱,以免再次发生流产或早产。

③ 有前置胎盘等产科原因也应禁止性生活。

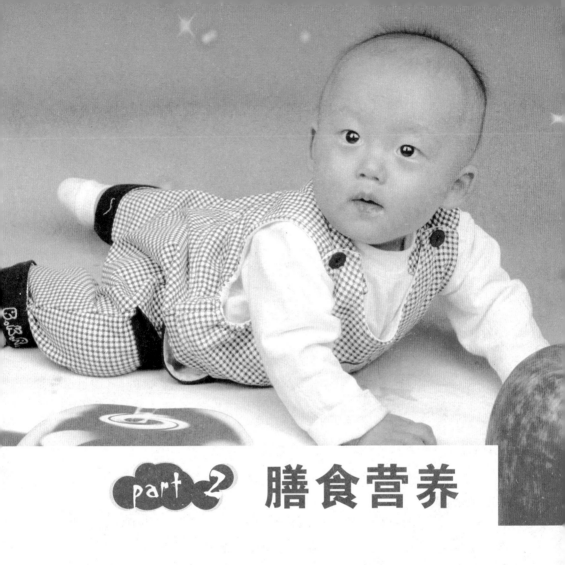

part 2 膳食营养

当受精卵形成后，一个新生命就开始了"十月怀胎"的旅程。从仅为0.5微克的受精卵长成300～400克的小天使，这奇迹般的变化，其物质基础是母亲供给营养。如果孕妇的营养跟不上，会直接影响胎儿的正常发育与健康，甚至造成流产、早产或死胎，由此可见孕妇的膳食与营养非常重要。

1. 孕中期饮食宜注意什么

孕中期是纠正、弥补、调整和补充营养的最佳时期。孕中期应做到缺什么补什么，缺多少补多少，既要防止营养不良，又要注意营养过剩，切忌盲目乱补。这期间一则避免营养不均衡，胎儿发育受影响，二则避免孕期过胖，产后恢复困难。要结

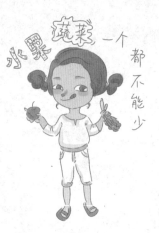

合孕中期的供给量标准,注意饮食结构,荤素搭配,粗细配合,真正使机体处于营养平衡的良好状况。

由于胎儿生长发育迅速,对各种营养物质的需求会相应增加,所以孕中期的准妈妈需要补充丰富的营养,如蛋白质、维生素、碳水化合物、矿物质等,必须多吃一些蛋类、奶类制品、肉类、五谷杂粮、蔬菜及水果,以保证胎儿的发育。由于孕中期基础代谢加强,对糖的利用增加,故每天主食摄入量应达到或高于400克,并且精细粮与粗杂粮搭配食用,热能增加的量可视准妈妈体重的增长情况、劳动强度进行调整。

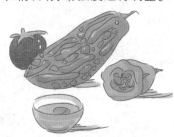

蔬菜:一般建议每天蔬菜摄入要达到500克,这个量现在基本上准妈妈都能吃够,但是需要注意的是蔬菜品种要多样,尽量少吃反季蔬菜。简单地说,就是吃这个季节最便宜的菜,而不要在这个季节最贵的时候买它,一是大棚生长没有陆地生长的好,吃起来没味道;二是储存很长时间,储存过程中蔬菜的营养素损失比较多,所以不建议食用。

水果:水果和蔬菜一样,也应该吃应季的水果。有些水果含糖量很高,不要一次吃太多,有时吃太多水果还会影响正餐。膳食指南推荐水果的量是250～400克之间,中等大小的苹果一到两个的量差不多。可以以此为标准自己考虑其他水果吃多少。

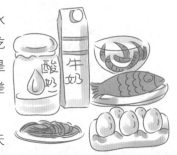

奶制品:孕妇对奶制品接受得比较好,一天250～500克。孕期钙的需要量较高,怀孕期间小宝宝的骨骼生长都是从妈妈身上吸收的钙形成的,这个钙最好的来源是在奶制品。奶制品包括鲜奶、酸奶、奶粉,奶酪等,但不包括含奶的饮料,比如优酸乳等酸奶饮料,不要把这类东西当成奶制品喝。

坚果:坚果富含营养,但是脂肪含量也很高。4～5颗核桃相当于平常用的小汤匙一勺油的量。我们建议准妈妈每天食用25克左右坚果,也就是4～5颗,这是指所有的坚果在一起。不能吃一份核桃,再吃一份瓜子,再吃一份花生,再来点儿开心果,加在一起就超过这个量了。

主食、肉类、蔬菜、奶制品、水果、坚果,这几类食物给一个大概的量的概念,不一定每个人都一样。只要能把这几种食物很均衡地搭配,按照推荐的量来搭配好,孕中期的饮食基本就是均衡的。

2. 宜调整膳食结构和进食量

孕中期的膳食构成和进食量,与孕早期应有所不同:谷类主食 250～300 克,如米、面、玉米、小米等;动物性食物 100 克,如牛、羊、猪、鸡、鱼肉、蛋等;动物内脏 50 克,每周至少 1～2 次;水果 150～500 克;蔬菜 250 克;奶及其制品 500 毫升;豆及其制品 100 克,如豆腐、豆浆、豆制品、红小豆、绿豆、黄豆等;油脂类 20 克,如烹调油等。同时要注意粗细搭配和荤素搭配。精米精面中缺乏 B 族维生素,这些粗粮可以弥补。荤菜中有提供宝宝生长发育所需的蛋白质、脂肪

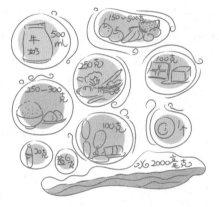

等,但缺乏素菜中的维生素和膳食纤维。准妈妈可参考"孕期膳食金字塔"的模式调整饮食,尽量做到营养全面。

 ## 3. 宜保证优质足量的蛋白质

机体的每一个细胞和所有的重要组成部分都需要蛋白质参与,胎儿期各种器官功能的发育都是依靠体内组织蛋白质的合成与积累为基础的。孕中期基础代谢加强,对蛋白质的需要量增加,对于准妈妈来说需要更多和更优质的蛋白质来补充。

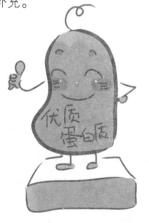

蛋白质含量较多的食物主要有畜禽肉类和鱼类,此类食物的蛋白质含量一般为 15％～25％;蛋类含蛋白质 11％～14％;干豆类为 20％～40％,是素食中蛋白质含量最高的食品;奶类为 1.5％～3.8％。以上这些是动物和植物性食物中蛋白质含量较高的,并且质量较好的食物;谷类食物一般含蛋白质为 6％～10％,而薯类只有 2％～3％。在我们日常膳食中,除了粮食作物中的蛋白质外,还必须要考虑到应有一定比例的动物蛋白和豆类蛋白两者搭配食用,这样可使食物中的氨基酸得到互

补,增加蛋白质的利用率。两者相互补充,能更好地满足需要。所以准妈妈应多吃瘦肉、鱼、蛋、牛乳及其乳制品,豆腐、豆浆等豆制品。

4. 防辐射宜常吃的4类食物

长期接触电脑辐射会对人产生危害,尤其是那些必须与电脑打交道的准妈妈,除了需要警惕电脑辐射带给宝宝的伤害,辐射对自身的伤害也是不能忽视的。皮肤受过氧化反应的损害如同去皮苹果的遭遇——削好皮的苹果暴露于空气中,其表面很快就会氧化,生出"锈斑"。为抵抗电脑辐射,除了缩短每日和电脑的电磁波"亲密接触"的时间外,还可以在饮食上稍加注意,多摄入抗辐射食品。下面介绍了六种防辐射常吃的食物,准妈妈们快来试试吧!

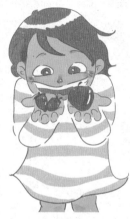

(1) 番茄、西瓜、红葡萄柚等红色水果

这些红色水果富含一种抗氧化的维生素——番茄红素,以番茄中的含量最高。番茄红素是迄今为止所发现的抗氧化能力最强的类胡萝卜素,它的抗氧化能力是维生素E的100倍,具有极强的清除自由基的能力,有抗辐射、预防心脑血管疾病、提高免疫力、延缓衰老等功效,有植物黄金之称。

研究表明,番茄红素可大大改善皮肤过敏症,驱除因皮肤过敏而引起的皮肤干燥和瘙痒感,令人感觉轻松愉快。此外,番茄红素还有防护紫外线作用。

推荐餐单:西红柿炒鸡蛋。由于番茄红素属于脂溶性维生素,经过油烹饪后吸收更好,同时加热也可以促进番茄红素的释放,所以番茄熟吃吸收率大于生吃。

(2) 各种豆类、橄榄油、葵花籽油、十字花科蔬菜

各种豆类、橄榄油、葵花籽油和十字花科蔬菜(如:油菜、青菜、芥菜、卷心菜、萝卜等)富含维生素E,而鲜枣、橘子、猕猴桃等水果富含维生素C。维生素E和维生素C都属于抗氧化维生素,具有抗氧化活性,可以减轻电脑辐射导致的过氧化反应,就像给我们的皮肤穿上了一层"防弹衣",从而减轻皮肤损害。研究证实,绿豆含有帮助排泄体内毒物、加速新陈代谢的物质,可有效抵抗各种形式的污染。新鲜的蔬果具有抗辐射作用,还在于它们可使血液呈碱性,溶解沉淀于细胞内的毒素,使之随尿液排泄掉。

推荐餐单：兰花油菜。此菜含有丰富的钙、磷、铁、维生素 B₁、维生素 B₂、维生素 C、蛋白质等多种营养素，有利于胎儿骨质发育和血液生成，给胎儿的发育打下良好基础。

(3) 鱼肝油、动物肝脏、鸡肉、蛋黄和西兰花、胡萝卜等

此类食品富含维生素 A 和 β-胡萝卜素，不但能合成视紫红质，还能使眼睛在暗光下看东西更清楚，因此，上述食物不但有助于抵抗电脑辐射的危害，还能保护和提高视力。

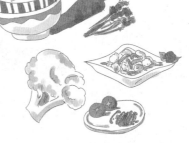

推荐餐单：胡萝卜炒西兰花。由于 β-胡萝卜素属于脂溶性维生素，需要用油炒制，才更有利于吸收。

(4) 芝麻、麦芽和黄芪等

芝麻、麦芽和黄芪含硒丰富，而元素硒具有抗氧化的作用，它是通过阻断身体过氧化反应而起到抗辐射的作用。酵母、蛋类，大红虾、龙虾、虎爪鱼、金枪鱼等海产品和大蒜、蘑菇等也是不错的选择，其中海带含有一种称作海带胶质的物质，可促使侵入人体的放射性物质从肠道排出。此外，海带也是一种碱性食物，有利于保持身体处于弱碱性的环境。

推荐食谱：黑芝麻糊。芝麻不仅富含硒，还富含具有抗氧化作用的维生素 E，双重作用更有利于准妈妈抵挡电脑辐射。黑芝麻富含铁质、维生素 E，能改善贫血、延缓细胞衰老，中医认为黑芝麻还有补肾养血、乌发之功效。黑芝麻不易消化，建议肠胃虚弱的准妈妈可以选择喝黑芝麻糊，或者是把黑芝麻研成粉做汤圆馅等。

5. 孕中期宜少吃的危险食物

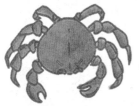

(1) 容易流产的食物

螃蟹：它味道鲜美，但其性寒凉，有活血祛瘀之功，故对准妈妈不利，尤其是蟹爪，有明显的堕胎作用。

甲鱼：虽然它具有滋阴益肾的功效，但是甲鱼性味咸寒，有着较强的通血络、散瘀块作用，因而有一定堕胎之弊，尤其是鳖甲的堕胎之力比鳖肉更强。

薏米:可药食两用,中医认为其质滑利。药理实验证明,薏仁对子宫平滑肌有兴奋作用,可促使子宫收缩,因而有诱发流产的可能。

马齿苋:它既是草药又可当作蔬菜食用,其药性寒凉而滑利。马齿苋汁对子宫有明显的兴奋作用,能使子宫收缩次数增多、强度增大,易造成流产。

味精:味精的主要成分是谷氨酸钠,血液中的锌与其结合后便从尿中排出,味精摄入过多会消耗大量的锌,导致孕妇体内缺锌。

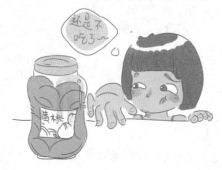

(2) 对胎儿有害的食物

罐头食品:在制作过程中都加入一定量的添加剂,如人工合成色素、香精、防腐剂等。尽管这些添加剂对健康成人影响不大,但准妈妈食入过多则对健康不利。另外,罐头食品营养价值并不高,经高温处理后,食物中的维生素和其他营养成分都已受到不同程度破坏。

菠菜:人们一直认为菠菜含丰富的铁质,具有补血功能。其实,菠菜中含铁不多,而是含有大量草酸。草酸可影响锌、钙的吸收。准妈妈体内钙锌含量减少会影响胎儿发育。

猪肝:在给牲畜迅速催肥的现代饲料中,添加了过多的催肥剂,其中维生素A含量很高,致使它在动物肝脏中大量蓄积。准妈妈如果过食猪肝,大量的维生素A便会很容易进入体内,对胎儿发育危害很大,甚至会致畸。

久存的土豆:土豆中含有生物碱,存的越久的土豆生物碱含量越高。过多食用这种土豆,可影响胎儿正常发育,导致胎儿畸形。当然,人的个体差异很大,并非每个人食用后都会出现异常,但准妈妈还是小心为好,特别是不要吃长期储存的土豆。

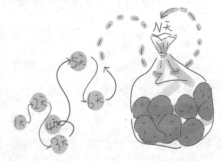

热性作料:准妈妈吃热性作料小茴

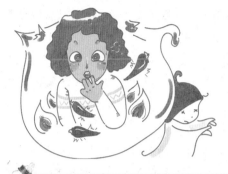

香、八角、花椒、胡椒、桂皮、五香粉等,容易消耗肠道水分,使胃肠分泌减少,造成肠道干燥、便秘。易造成胎动不安、早产等不良后果。

桂圆、荔枝:性温热易致胎热,出现胎动不安。

6. 妊娠期糖尿病孕妇宜注意饮食控制

妊娠糖尿病孕妇饮食控制的目的是提供母体与胎儿足够的热量及营养素,使母体及胎儿能适当地增加体重,符合理想的血糖控制、预防妊娠并发症,减少早产、流产与难产的发生。

妊娠糖尿病孕妇的营养需求与正常孕妇相同,只不过必须更注意热量的摄取、营养素的分配比例及餐次的分配。

妊娠初期不需要特别增加热量,中、后期必须依照孕前所需的热量,再增加 300 卡/天。由于体重减轻可能会使母体内的酮体增加,对胎儿造成不良影响,故孕期不宜减肥。为维持血糖值稳定及避免酮血症之发生,餐次的分配非常重要。因为大量进食会造成血糖快速上升,且母体空腹太久时,容易产生酮体,所以建议少量多餐,将每天应摄取的食物分成 5～6 餐。特别要避免晚餐与隔天早餐的时间相距过长,所以睡前要有加餐。

血糖 空腹 >5.8mmol/L 餐后2小时 >6.8mmol/L
糖化血红蛋白 >6.5%

糖类的摄取是为提供热量、维持代谢正常,并避免酮体产生。但是应尽量避免加有蔗糖、砂糖、果糖、葡萄糖、冰糖、蜂蜜、麦芽糖的含糖饮料及甜食,以免造成餐后快速血糖增加。建议准妈妈尽量选择纤维含量较高的主食,可更有利于血糖的控制,如:以糙米或五谷饭取代白米饭、选用全谷类面包或馒头等。妊娠糖尿病准妈妈早晨的血糖值较高,因此早餐淀粉类食物的含量必须要少。

如果在孕前已摄取足够营养,则妊娠初期不需增加蛋白质摄取量,妊娠中期、后期每天需增加蛋白质的量各为 6 克、12 克,其中一半需来自优质蛋白质,如蛋、牛奶、红色肉类、鱼类及豆浆、豆腐等黄豆制品。最好每天至少喝两杯牛奶,以获得足够钙质,但千万不能以牛奶当水喝,以免血糖过高。

烹调用油以植物油为主,减少油炸、油煎、油酥之食物,以及动物的皮、肥肉等。在可摄取的范围内,多摄取高纤维食物,如增加蔬菜之摄取量、吃新鲜水果而勿喝果汁等,如此可延缓血糖的升高,帮助血糖的控制,也比较有饱足感,但千万不可过量吃水果。

许多检查出有妊娠糖尿病的准妈妈们,因为好不容易熬过许多怀孕初期的不适症状,正准备好好加强饮食以提供胎儿营养时,竟然不能随心所欲地吃,会感到既担心又沮丧。其实妊娠糖尿病孕妇的饮食与一般孕妇相似,只是需要控制每日及每餐的饮食摄取量,密切观察体重,并定期做血糖小轮廓和尿酮体的测定就可以了。刚开始进行饮食控制会很不习惯,但是为了准妈妈和宝宝的健康与安全,检查出妊娠期糖尿病的准妈妈一定要坚持下去哦!

7. 准妈妈宜合理补充矿物质

矿物质是构成人体组织和维持正常生理功能的必需的元素,如果准妈妈缺乏矿物质,就会出现贫血、小腿抽筋、容易出汗、惊醒等症状,甚至使胎儿先天性疾病发病率增加。因此,准妈妈应注意合理补充矿物质。具体来说:

(1) 增加铁的摄入

孕期贫血大多数是由于孕妇缺铁引起的,故适当增加铁的摄入是防止准妈妈患缺铁性贫血的重要途径。

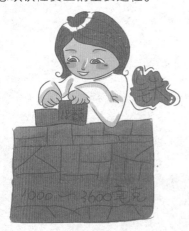

在妊娠前半期对铁的需求增长不多。从孕20周开始,由于母体红细胞总量扩充加快和胎儿发育需求增多,每日需铁量增至5~18毫克。因此,妊娠13周待早期妊娠反应消失,饮食恢复正常后,就应多食含铁丰富的食物,如可经常吃些红色肉类、猪血、黑木耳、海带、紫菜、黑米等含铁丰富的食物。黑米富含蛋白质、十七种氨基酸,其中赖氨酸、精氨酸含量是白米的三倍。黑米的铁含量是普通米的六倍,可以很好地补血,同时中医还认为黑米有开胃、健脾、暖肝、明目、活血等功效。黑米的吃法以煮粥为佳,也可以蒸着吃。多吃些新鲜蔬菜,饭后吃些水果,能增加维生素C,提高食物中铁的吸收率。用铁锅炒菜,也是增加菜肴中铁含量的好方法。但不要在饭后喝茶,因为茶叶中的鞣酸可妨碍铁的吸收。

在饮食中补充铁的同时,应注意补充蛋白质。因为血红蛋白的生成不仅需要铁,也需要蛋白质,只有补充足量的蛋白质才能提高补铁的效果。已出现贫血的孕妇除调整饮食外,还应服铁剂治疗,具体情况要咨询产科医生。

（2）增加钙的摄入

胎儿骨骼和牙齿的钙化在准妈妈们怀孕 2 个月后就开始,8 个月后就会突然加速,从母体的血液中吸收大量的钙。如果准妈妈们体内缺钙,胎儿对钙的需求得不到满足,就有可能出现钙代谢平衡失调。

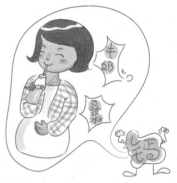

胎儿钙摄取不足直接影响未来的发育,主要是影响骨骼和牙齿的发育,如身材矮小、骨骼发育异常、出牙迟、牙齿排列不整齐等。有的还会导致先天性喉软骨软化病、颅骨软化、方颅。更重要的是,钙对新生儿的智力与神经系统发育起着十分重要的作用,所以缺钙会直接影响孩子将来的智力发育。同时,缺钙的新生儿免疫系统差,出生后容易体弱多病。

钙对准妈妈自身的身体健康也非常重要,长期缺钙或缺钙程度严重,不仅会诱发小腿抽筋,还会导致孕妇骨质疏松。通常表现为牙齿松动、四肢无力、腰酸背疼、头晕等,发生妊娠高血压的几率也明显升高。

准妈妈应及时开始补钙,通过合理平衡的膳食,能够基本满足每日钙的需求,

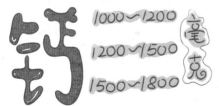

平时注意多吃含钙量高的食品,如豆腐、虾皮、海带、牛奶等。而且轻度缺钙时,机体可以调动骨骼中的钙盐,以保证血钙的正常浓度,不必过于紧张。孕早期钙供给量应每日 1000～1200 毫克,孕中期钙供给量应每日 1200～1500 毫克,孕晚期为每日 1500～1800 毫克。补钙最迟不要超过怀孕 20 周,因为这个阶段是胎儿骨骼形成、发育最旺盛的时期。许多准妈妈会在但正常的饮食仍很难满足孕妇对钙的需求。一般情况下,建议除了从食物中吸收的钙,还要额外再补充 600 毫克的钙剂。

准妈妈在孕中期每天需要钙 1000 毫克,多吃些豆制品、乳制品及蛋类,可以少量服用钙制剂。补钙的同时应该多晒太阳,或者适当补充维生素 D,以促进钙质吸收。

(3) 增加碘的摄入

孕妇应多食含碘丰富的食物如海带、紫菜、海蜇、海虾等,才能保证胎儿的正常发育。紫菜富含碘、钙、褐藻胶、甘露醇、B族维生素、粗纤维等成分,可降低胆固醇软化血管,防治因缺碘而引起粗脖子病等。日常生活中推荐的烹饪方法是紫菜虾皮蛋汤,因为虾皮也是补钙的佳品。

(4) 增加锌的摄入

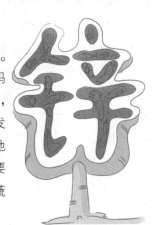

锌对胎儿的生长发育,尤其是智力发育有重要影响。对于平时膳食结构动物蛋白低、食物纤维含量高的准妈妈,锌缺乏很常见。缺锌会造成准妈妈味觉、嗅觉异常,食欲减退,消化和吸收功能不良,免疫力降低。研究发现,出生时体重轻、头围小或智力有缺陷的婴儿,都与他们的母亲在孕期未摄入足量锌有关。准妈妈从饮食上要注意摄取瘦肉、蛋、禽、海产品、牡蛎等富锌食物,多吃蔬菜、水果、薯类,常吃奶类、豆类及其制品。

(5) 其他微量元素摄入

随着胎儿发育的加速和母体的变化,其他各种微量元素需要量也相应增加。孕中期准妈妈的食欲较好,只要合理调配食物,一般不会影响各种微量元素的摄入。

8. 准妈妈宜多吃健脑食品

孕中期应多吃健脑食品,怀孕5个月是胎儿大脑开始形成的时期,准妈妈在这个时期应该注意从饮食中充分摄入对脑发育有促进作用的食品以利胎儿脑组织的发育。

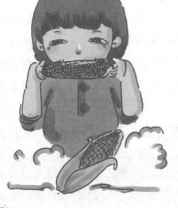

小米和玉米。营养学家研究,小米和玉米中蛋白质、脂肪、钙、胡萝卜素、维生素的含量非常丰富,是健脑和补脑的有益食品。白米和白面在精制过程中,会使有益于大脑的成分丧失很多,剩下的基本就是碳水化合物了,而大脑需要的是多种营养,所以久吃精白米和精白面不利于胎儿的大脑发育。

海产品。可为人体提供易被吸收利用的

钙、碘、磷、铁等无机盐和微量元素,对于大脑的生长、发育有着极高的效用。

另外,多吃水果对大脑的发育也有很人的好处,水果为脑细胞的合成提供了大量的维生素。

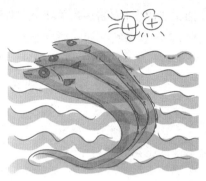

 9. 准妈妈宜控制体重

孕中期有些准妈妈孕吐反应已经消失,胃口会觉得特别好,总觉得要把孕早期没补上的营养赶紧追回来,唯恐影响了肚子里胎宝宝的发育。虽然这种担心不无道理,但是如果吃得过多,尤其是糖类和脂肪类过多,不仅可造成体重增加过快,还可导致妊娠期高血压,妊娠期糖尿病,巨大儿等不利于母婴健康的问题发生,给妊娠、分娩、哺乳都造成不必要的风险。

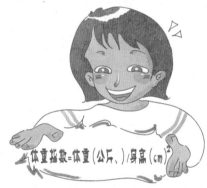

为了更好地控制自己的体重,了解体重指数(BMI)的概念是非常有必要的,它是可以较好反应是否肥胖的指标之一,体重指数(BMI)=体重(kg)÷身高的平方(m²),通常来讲,整个孕期体重增加不应该超过12.5kg,但实际上由于在孕前准妈妈个体之间的体重差异很大,因此对于不同体重的准妈妈孕期增加的体重也应该因人而异,具体增加的数值可参考下表。一般来说,在怀孕前,将自己的 BMI 数值控制在 22 左右是比较理想的。

体重增加参考表

孕前 BMI(kg/m^2)	判定	怀孕后增加目标值(kg)
<19.8	偏瘦	12.5~15
19.8~24.2	标准	10~12.5
24.2~26.4	超重	5
>26.4	肥胖	<5

妊娠中期要注意饮食结构,通过建立营养平衡的健康食谱来管理体重。妊娠期间,在激素的影响下,即使跟平时一样吃东西,也是容易发胖的。因此要注意减

少油腻或甜食,控制热量的摄入,建立营养平衡的健康食谱。另外,进食速度不要过快,要细嚼慢咽。如无特殊禁忌可以进行适量的运动。BMI 标准的人,孕中期每周体重增加应控制在 500 克以内。每天摄取的总热量应该控制在 2000 卡左右。而热量的摄取应该合理地分配在早、中、晚三餐中。

孕期体重增加是正常现象,但增加幅度要有合理范围。吃两个人的饭并不等于食量要增加到两倍,事实上,健康合理的饮食最重要。只要吃得好、吃得对,就能为体重的正常增加打下基础。

10. 准妈妈宜少吃甜食

准妈妈吃甜食过量可以引起高血糖。无论是糖尿病患者妊娠,还是妊娠后高血糖,都容易继发各种感染,如果血糖浓度处于持续升高状态,可导致巨大儿,即胎儿体重大于 4000克甚至更多,容易并发死胎、死产、难产、滞产、产后出血等。

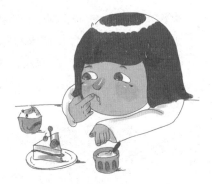

甜食中的蔗糖经胃肠道消化分解后,可以引起体内血糖浓度增加。吃甜食越多,血液中葡萄糖浓度就越高。准妈妈每日食糖量应控制在 50 克之内为适宜。甜食除糖类外,还包括蛋糕、水果派、饼干、果酱、加糖的起泡饮料、加糖的水果汁、巧克力、冰淇淋等,这些食品只含糖,营养成分不多,吃了以后还容易发胖。准妈妈要从孕中期就尽量避免食用这类食品,以免体重上升过快,增加分娩的难度和风险。

11. 准妈妈忌高脂饮食

研究显示,准妈妈在孕期经常摄入高脂饮食,与胎儿日后发生的代谢和心血管方面异常有直接联系,容易增大患心血管疾病的几率。尽管胎儿出生后父母注意给他们提供健康饮食,但在成年后患高血脂和高血压的几率仍大于其他人。准妈妈在怀孕期间每天摄入的脂肪量不应超出一天食物总热量的 30%,以免成年后引发心血管疾病。

12. 准妈妈忌饮浓茶、咖啡及可乐

茶:英国的一位医生发现茶叶中含有不少氟化物成分,一杯浓茶中氟化物含

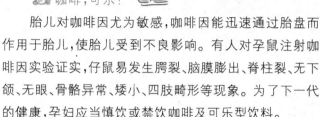

量可达 1.25 毫克。如果用来喂养孕鼠,则发现所生小鼠有骨骼方面的畸形,氟对胎儿的危害虽然尚未肯定,但还是不饮浓茶为好。孕期饮浓茶,不仅易患缺铁性贫血,影响胎儿的营养物质供应,还会增加孕妇的心跳和排尿次数,增加孕妇的心脏和肾脏负担,有损准妈妈和胎儿的健康。

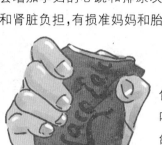

 咖啡,可乐:

胎儿对咖啡因尤为敏感,咖啡因能迅速通过胎盘而作用于胎儿,使胎儿受到不良影响。有人对孕鼠注射咖啡因实验证实,仔鼠易发生腭裂、脑膜膨出、脊柱裂、无下颌、无眼、骨骼异常、矮小、四肢畸形等现象。为了下一代的健康,孕妇应当慎饮或禁饮咖啡及可乐型饮料。

 13. 准妈妈不宜吃火锅

为了使胎儿健康发育,准妈妈最好不要吃火锅,但这并不是说孕妈们绝对不能吃火锅,切记,无论在酒楼或在家吃火锅时,任何食物一定要灼至熟透,才可进食,吃的时候还要注意以下问题:

火锅太远勿强伸手。假如火锅的位置距自己太远,不要勉强伸手灼食物,以免加重腰背压力,导致腰背疲倦及酸痛,最好请丈夫或朋友代劳。

加双筷子免沾菌。准妈妈应尽量避免用同一双筷子取生食物及进食,这样容易将生食上沾染的细菌带进肚里,而造成泻肚及其他疾病。

自家火锅最卫生。准妈妈喜爱吃火锅,最好自己在家准备,除汤底及材料应自己安排外,食物卫生也是最重要的。

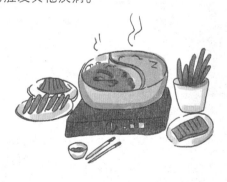

降低食量助消化。怀孕期间可能会出现呕吐反胃现象,因此胃部的消化能力自然降低。吃火锅时,准妈妈若胃口不佳,应减慢进食速度及减少进食量,以免食后消化不了,引致不适。

吃火锅还必须讲顺序。涮火锅的顺序很有讲究,最好吃前先喝小半杯新鲜果汁,接着吃蔬菜,然后是肉。这样,才可以合理利用食物的营养,减少胃肠负担,达到健康饮食的目的。

适宜孕中期准妈妈的营养食谱

乌鸡汤

原料 乌鸡1只,糯玉米2个,口蘑若干,红枣、枸杞、葱、盐、姜适量。

做法 乌鸡清理干净皮毛和内脏,去头和尾,洗净,切成小块,放入沸水中焯去血污。葱切段,姜切片、口蘑对半切开,不切也可,玉米切成块。砂锅放冷水,把乌鸡块和其他食材一起放入,加盐适量,大火烧开。烧开后,转小火,盖上盖子,小火煲煮2小时即可。

营养点评 乌鸡含丰富的黑色素、蛋白质、B族维生素等18种氨基酸和18种微量元素,乌鸡汤具有健脾补血的作用,是营养价值极高的滋补品。

鲜虾芦笋

原料 鲜虾12只,芦笋300克,清鸡汤50克,生粉1克,盐、姜、蚝油适量。

做法 将鲜虾去壳,挑去虾肠,洗净后抹干水,用腌料拌匀。芦笋切长条,洗净,放入滚水中煮约半分钟,捞起沥干水分。将清鸡汤及3片姜放入锅中煮滚,加入芦笋煮至汁干,取出排入碟中。锅中加油100克,放入虾仁用中火炒熟,倒起滤油。利用锅中余油,放入姜片爆香,再加入虾仁及芡汁拌匀,放在芦笋上即可。

营养点评 怀孕期间,由于激素分泌产生变化,很容易引起便秘,应多吃水果和蔬菜。芦笋含丰富纤维素,能促进新陈代谢,帮助消化。

鲜虾荷兰豆

原料 荷兰豆115克,胡萝卜1个,百合1个,鲜虾450克,红

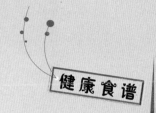

椒 1 个,生粉 1 克,葱、干辣椒、蒜、姜、酱油适量。

做法 荷兰豆洗净,胡萝卜洗净切菱形片,百合洗净掰瓣,大蒜压成蒜茸。鲜虾洗净,去虾肠线,放入盐、姜末、生粉略腌。炒锅入油,放入虾仁滑散,变色后捞出。锅底留油,放入蒜蓉煸炒出香味,再倒入荷兰豆、胡萝卜、百合翻炒,加盐调味,最后加入炒好的虾仁,略炒即可。

营养点评 脆嫩爽口,色彩鲜艳,富含优质蛋白质、维生素、钙、钾、镁等营养成分。

核桃仁拌芹菜

原料 芹菜 200 克,核桃仁 80 克,精盐、味精、香油适量。

做法 将芹菜择洗干净,切成 3 厘米长的段,下沸水锅中焯 2 分钟捞出,注意不要焯得太熟。焯后的芹菜用凉水冲一下,沥干水分,放盘中,加精盐、味精、香油。将核桃仁用热水浸泡后,去掉表皮,再用开水泡 5 分钟取出,放在芹菜上,吃时拌匀。

营养点评 芹菜中含有丰富的维生素 C、铁及植物纤维素,有润肤、明目、养血的作用,植物纤维素有利排便。

虾仁炒豆腐

原料 青虾仁 100 克,豆腐 150 克,淀粉 5 克,葱花、姜末、盐、料酒、味精、酱油、植物油适量。

做法 将虾仁洗净,料酒、葱花、姜末、酱油及淀粉等调汁,浸好。豆腐洗净,切成小方丁。锅置火上,倒入油烧热,放入虾仁,用旺火快炒几下,再放入豆腐继续炒。放入余下的佐料,翻炒几下,出锅。

营养点评 富含钙、磷、铁、蛋白质、脂肪、维生素 A、维生素 B_1、维生素 B_2,有助于防治小腿抽筋。

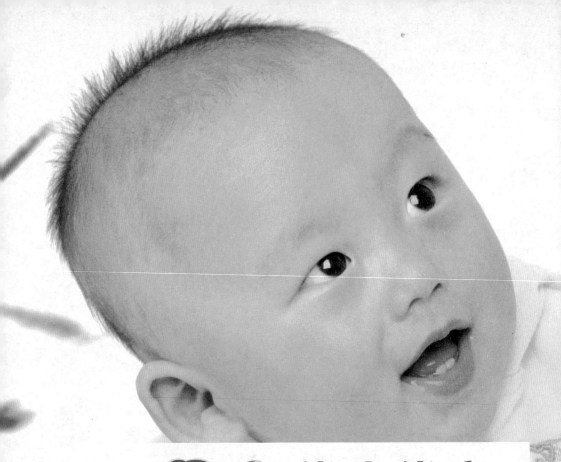

part 3 优生优育

怀孕中期发现自己走路的姿势发生了变化,更加像个"孕妇"了。此时的宝宝生长非常迅速,他的神经系统和心血管系统基本发育完善了,开始在子宫内不停地翻滚,准妈妈和准爸爸要开始为分娩做各方面的准备工作。

1. 准妈妈宜了解孕中期产前检查的内容

准妈妈定期进行产检可以及时发现问题并解决,还可以得到医生专业的孕期保健指导,一般每四周进行一次检查。

(1) 常规检查项目

体重、血压、宫高、腹围、胎位、浮肿检查、胎心听诊、尿常规、血常规、心电图、B

超检查。

(2) 宜做唐氏筛查（16～20 周期）

在孕 16～20 周期间,你可能要根据医生建议做一次产前筛查,通过对准妈妈进行血清学检查初步判断胎儿是否患有某些遗传性疾病。有以下情况的准妈妈需要做产前诊断:近亲结婚者;35 岁以上的高龄孕妇;分娩过染色体病患儿的孕妇;多次自然流产或死产的孕妇。

唐氏综合征俗称先天性痴呆,它是最常见的一种染色体疾病,大约每 750 个新生儿就会有 1 个患有唐氏综合征。唐氏患儿具有严重的智力障碍,生活不能自理,并伴有复杂的心血管疾病,需要家人的长期照顾,会给家庭造成极大的精神及经济负担。目前尚无有效的治疗方法,也无有效预防其发生的措施,但是通过产前筛查、产前诊断等方法可以防止患儿出生。唐氏综合征是一种偶发性疾病,每一个怀孕的妇女都有可能生出"唐氏儿",发生几率会随着孕妇年龄的递增而升高。所以,建议每一位准妈妈在孕期都要做唐氏筛查,以确保胎儿的健康。

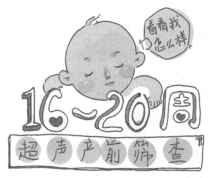

唐氏筛查方法

抽取孕妇血清,检测母体血清中甲型胎儿蛋白（AFP）和绒毛促进腺激素（HGG）的浓度,结合孕妇预产期、年龄和采血时的孕周,计算出"唐氏儿"的危险系数,这样可以查出 80% 的唐氏儿。

可筛查出神经管缺损、18 体综合征及 13 体综合征的高危孕妇。若血清筛查呈阳性者需再做羊水检查,明确诊断。

(3) 妊娠期糖尿病的筛查（孕 24～28 周后进行）

妊娠期糖尿病是指在妊娠期发生或首次发现的糖尿病。尽管妊娠期糖尿病病人分娩后血糖会恢复正常,但会成为 II 型糖尿病的高危人群。孕期血糖未控制的孕产妇并发症较多,易出现自然流产、巨大胎儿、妊娠期高血压、感染、羊水过多、酮症酸中毒、胎儿畸形、胎死宫内,早产机会也明显增多,新生儿还会出现低血糖、呼吸困难等,对母婴均有较大危害。

糖尿病的筛查一般是在妊娠24～28周,这对妊娠前已发生糖尿病但还没有确诊和在孕早期发生的糖代谢异常的孕妈妈缺乏有力的监控,容易对早期胚胎发育和孕妇本身健康产生不利影响。

对于有糖尿病高危因素的准妈妈(肥胖、有糖尿病家族史、有自然流产史、死胎史、大于35岁高龄孕妇等),在确定怀孕后,首次产前检查就应该进行50克葡萄糖筛查试验,如果结果无异常,到怀孕24周后再筛查一次,如果结果是阳性,需要进一步检查,一旦确诊为糖尿病或糖耐量受损,就应该进行合理的饮食控制和药物治疗。

妊娠期由于胎盘分泌的系列激素具有胰岛素抵抗的作用,故一些非孕期没有糖尿病的妇女怀孕后有可能发生妊娠期糖尿病,而妊娠期糖尿病对孕妇和胎儿均可造成不良影响。

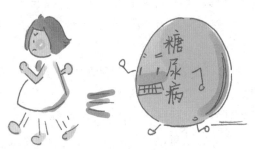

50g 葡萄糖筛查试验(GCT):将 50g 葡萄糖粉加温开水 250ml,5 分钟内喝完,从开始喝计时,1 小时抽血化验血糖,低于 7.8mmol/L 为正常。如果大于 7.8mmol/L,为 GCT 异常,需要进一步做糖耐量试验,即 OGTT 试验。

75g 葡萄糖耐量试验(OGTT):在查出 GCT 异常后,正常饮食 3 天,空腹 10 小时,于次日清晨抽血测空腹血糖,然后把 75g 葡萄糖加入 400ml 温开水中,5 分钟喝完,测量服糖后 1、2、3 小时的血糖值,如有两项值异常就诊断妊娠期糖尿病(GDM),一项值异常诊断为糖耐量受损(GIGT),需要饮食控制,饮食控制如果还不能把血糖控制在理想范围,就需要进行胰岛素治疗。

甲胎蛋白检测:在 16～20 周进行,是一种无危险的血样检查,可发现神经管缺陷、Down 综合征等,是所有孕妇都要进行的检查。

脐带穿刺:20 周后,在局部麻醉的情况下,用针头取胎儿脐带血,进行检查,这种方法可以检测染色体是否异常。此方法仅用于高危孕妇,引起流产的几率高于羊水检查。

2. 准妈妈宜看懂 B 超报告单

怀孕期间,准妈妈至少要做 4～5 次的超声检查,当拿到医院出具的超声检查报告单时,往往一头雾水,不明白这些专业术语或符号是什么意思,而仅仅告诉您一切正常,您又觉得太抽象。为了广大准妈妈能明明白白看懂B超,就一起来了解以下几个概念吧!

妊娠囊:在怀孕早期B超下可以看到妊娠囊附着在子宫的宫底、前壁、后壁,形态为圆形、椭圆形、轮廓清晰,如果同时还可以看到心管搏动(相当于心脏跳动,但胚胎期心脏尚未分化),说明目前是正常胚胎。如妊娠囊为不规则形、模糊,且位置下移,同时有腹痛或阴道流血时,则可能要流产。

BPD:代表胎头双顶径,是指胎头两块顶骨之间的最大距离。双顶径是了解胎儿的发育状况的重要指标之一,足月时一般达到9厘米以上。

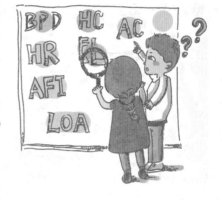

FL:代表股骨长度,即胎儿大腿骨的长度,它的正常值与相应的怀孕月份的BPD值差2~3厘米,可结合双顶径、腹围一起了解胎儿发育情况。

HC:代表头围,估计胎儿体重的重要值。

AC:代表胎儿腹围。可结合BPD、FL来推测胎儿体重及发育情况。

HR:为胎心率,正常为每分钟120~160次之间。

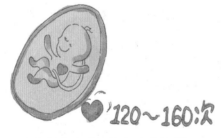

120~160次

胎盘成熟度分级:胎盘0级:胎盘未成熟,见于妊娠中期(12~28周)。胎盘Ⅰ级为胎盘成熟的早期阶段,回声均匀,胎盘欠成熟,常见于妊娠晚期(30~32周)。36周以后胎盘成熟度多为Ⅱ级,比较成熟。38周后胎盘进入Ⅲ级,标志胎盘成熟。Ⅲ级＋,胎盘趋向老化,胎盘功能衰退。

AFI:代表羊水指数,AFI在8~18厘米范围正常,小于8厘米为羊水过少,大于18厘米为羊水过多。

胎位:胎位的专业描述较为复杂,准妈妈只要记住常见的LOA或ROA都是指枕前位,是正常胎位,臀位的缩写是LSA或RSA就行了。"L"及"R"是"left"和"right"的大写字头,LOA、ROA即左枕前、右枕前位。

脐带血流比值(A/B):是指脐带内的血液流动情况。脐带作为母体与胎儿气体交换、营养物质供应和代谢产物排除的唯一通道,其血流动力学改变可反映胎盘、胎儿、甚至母体的某些病理变化,以及某些高危妊娠因素。脐动脉阻力指数(RI)及收缩期最大血流速度与舒张末期最大血流速度比值(S/D),是代表脐带动脉的两个血流动力学的指标,常用于检测胎盘的血液循环和功能情况。在正常妊娠情况下,随孕周增加,胎儿需要增加,S/D、RI 值下降。

羊水指数:是指做 B 超检查时,以孕妇的脐部为中心,分上,下,左,右 4 个区域,将 4 个区域的羊水深度相加所得的数值。

羊水暗区:正常情况下,在 B 超中观察到的羊水区是呈低密度的,故临床上用羊水暗区的最大深度来表示羊水最深量,正常为 3~8 厘米。

孕期正常参考值

孕周	双顶径 (平均值)cm	腹围 (平均值)cm	股骨长 (平均值)cm
16 周	3.62±0.58	10.32±1.92	2.10±0.51
18 周	4.25±0.53	12.41±1.89	2.71±0.46
20 周	4.88±0.58	14.80±1.89	3.35±0.47
22 周	5.45±0.57	16.70±2.23	3.82±0.47
24 周	6.05±0.50	18.74±2.23	4.36±0.51
26 周	6.68±0.61	21.62±2.30	4.87±0.41
28 周	7.24±0.65	22.86±2.41	5.35±0.55
30 周	7.83±0.62	24.88±2.03	5.77±0.47
32 周	8.17±0.65	26.20±2.33	6.43±0.49
34 周	8.61±0.63	27.99±2.55	6.62±0.43
36 周	8.81±0.57	29.44±2.83	6.95±0.47
38 周	9.08±0.59	30.63±2.83	7.20±0.43
39 周	9.21±0.59	31.34±3.12	7.34±0.53
40 周	9.28±0.50	31.49±2.79	7.40±0.53

提示:当你看到报告结果和正常值有出入时,不必过于紧张。因为胎儿在妈妈肚子里的活动较大,体位不同、医师操作差异等,都会引起数字有误差,有时甚至波动幅度很大。

3. 准妈妈宜及早发现胎儿生长受限

一些孕妇在产前检查做 B 超后,会被医生告知胎儿偏小,如果偏小明显,超过一定界限后就会被诊断为"胎儿生长受限",建议进行治疗。生长受限的胎儿出生后,新生儿窒息、低体温、低血糖、脑瘫、智力障碍等以及成年后高血压、冠心病等发病率均比正常儿高,应该引起准妈妈的注意,及早发现,及时治疗纠正。

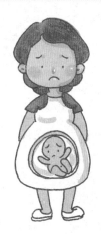

胎儿生长受限病因复杂,主要危险因素包括母体因素,如母亲年龄过小或过大、身材矮小等,或孕期合并有肾脏疾病、严重心脏疾病、严重贫血、营养不良、内分泌疾病、子宫病变等,此外孕妇吸烟、酗酒、滥用药物等不良嗜好也容易发生胎儿生长受限;胎儿因素包括畸形、宫内感染、多胎等也可导致胎儿生长受限;各种胎盘病变、脐带异常等导致胎盘供血不足或影响胎儿获得也是造成胎儿生长受限的原因。

那么一旦诊断了胎儿生长受限,就要根据病因进行相应治疗,若是由于胎儿畸形导致,如染色体异常先天愚型,应该及时引产,终止妊娠。若排除畸形后,则选择在 32 周前进行治疗,包括纠正不良生活习惯,如吸烟、酗酒,加强营养,卧床休息,取左侧卧位,增加子宫胎盘血流量;对患有各种疾病的孕妇积极治疗纠正;改善微循环、补充维生素和微量元素,改善胎儿营养。

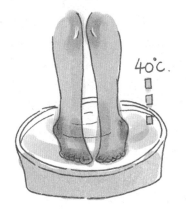

4. 准妈妈宜注意有无下肢水肿

妊娠期由于胎儿生长发育,子宫增大压迫下肢静脉,使静脉回流不畅,水分在下肢积聚,脚和小腿容易出现水肿。单纯的水肿对准妈妈和胎儿不会有太大影响。但是引起水肿的病因各不相同,如妊娠期高血压疾病、低蛋白血症、贫血,肾脏病等常伴随水肿的症状,准妈妈应加以重视,及时就医。

伴有下肢水肿的准妈妈,平时要注意将脚抬高以促进静脉回流。此外良好的睡眠也是不能少的,睡前用 40℃ 温水浸泡足部和小腿 20～30 分钟,也有利于加速下肢的血液循环,减轻水肿。

5. 准妈妈宜警惕孕中期腹痛

对大多数准妈妈来说,孕中期的感觉应该是不错的——熬过了孕早期反应,身体的负担又不太重,是孕程中相对舒服的阶段。但是,也只是"相对"而已。胎儿 4 个月以后,生长的速度加快,子宫也逐渐增大,子宫四周的韧带由原来松弛状态变

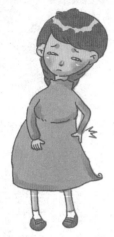

为紧张状态,很多准妈妈会感觉腹部有胀痛和下坠感,这对胎儿不会有太大影响,平时多注意休息就可以了。但有时孕中期的很多腹痛是发生异常情况的征兆,准妈妈要予以重视。

胎盘早剥:妊娠 20 周后或分娩期,胎盘于胎儿娩出前,全部或部分从子宫壁剥离,称胎盘早剥。

判断指征:轻微腹痛,并伴有少量出血症状的准妈妈,千万不能忽视,应及时上医院检查,因为这可能正是胎盘早剥的最初信号;如果腹痛由间断性的变为持续性的,外加腰酸背痛或恶心、呕吐、出汗、面色苍白、脉搏细弱、子宫硬、有压痛等种种不适,尽管阴道没有流血或流血不多,也要立即去医院。这些迹象均表明发生了胎盘早剥。

晚期先兆流产:孕中期,阴道有少量出血,有时伴有轻微下腹痛,胎动有下坠感,轻度腰酸腹胀。

判断指征:主要表现为下腹部有规则的阵痛,手放于腹部可触及一阵阵子宫收缩。准妈妈一定要及时就诊,在先兆流产早期,如果及时给予保胎治疗往往可以避免流产的发生。而当阵痛频繁,子宫口开大就会发展成"难免流产",此时胎儿存活机会较小,一旦存活常常会伴随很多并发症,对准妈妈造成不可挽回的后果。

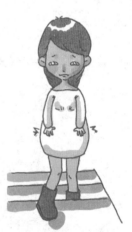

准妈妈腹泻的处置

准妈妈腹泻最常见的原因是感染,最常见的病原体有沙门氏菌属、志贺氏痢疾杆菌和弯曲杆菌等。食物中毒或其他部位的病毒感染也可能会引起准妈妈腹泻。

准妈妈一旦发生腹泻,主要治疗措施是适当补液,补足因腹泻丢失的水分和电解质,尤其是钾离子。补充因腹泻而失去的热量,同时要密切观察宝宝情况是否良好,有无早产或流产的征兆。

另外,孕中期如果得了肠胃炎,腹泻、呕吐、肠胃绞痛、腹痛,也可能引发子宫收缩,造成流产、早产,也要及时看医生。

6. 准妈妈宜警惕妊娠期高血压疾病

妊娠期高血压疾病是怀孕中晚期常见的疾病。如果在怀孕20周后,准妈妈出现高血压、水肿和蛋白尿这三大症状,很可能是患了妊娠期高血压疾病。妊娠期高血压疾病对孕妇和胎儿的影响极大,严重者可导致孕妇发生肺水肿、胎盘早剥、肝肾损害、脑血管意外等;胎儿方面则可导致生长受限、死胎、死产、早产等。通常,妊娠高血压疾病易发生于首次怀孕、高龄、多胎、营养不良、有高血压家族史,或本身有高血压病或肾脏疾病的准妈妈。有这些"高危因素"准妈妈更应随时保持警觉,以预防它的发生。

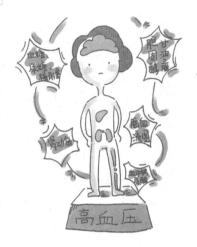

定时检查:这是及早发现妊娠高血压疾病的最好方法。每一次检查医生都会测量血压、验尿及称体重,并检查腿部水肿现象。

饮食合理:妊娠高血压疾病与营养因素密切相关。动物脂肪、热能摄入太多,蛋白质、各种维生素、无机盐和微量元素摄入不足,都会诱发或加重妊娠高血压。

生活规律:从7个孕月起不做过重、过于激烈的工作和运动,减少家务劳动;身体疲乏时马上休息,每天保证睡眠至少在8个小时以上。心态要平稳,感到不适赶快去看医生。

适量运动:要以运动后感到舒适为原则。

控制体重:身体过胖容易引起妊娠高血压。体重增加过快可能是合并了妊娠水肿,必须马上看医生。

躺卧姿势:采左侧卧,可减轻子宫压迫下腔静脉,因而使静脉回流增加,进而增加全身血循环、胎盘和肾之血流灌注而使血压下降。

适时分娩:应尽可能地采取措施"适时分娩",也就是在孕妇达到规定的孕周,经检查不宜继续妊娠下去,可采取娩出胎儿的方式,妊娠一旦终止,产妇的高血压症状会逐步消失。

7. 准妈妈宜了解缺铁性贫血的危害

妊娠期间,孕妇的血容量增加,其中血浆的增加比红细胞的增加相对为多,故常表现为生理性贫血。但是如果准妈妈血红蛋白量低于 100g/L,往往是由于缺铁造成了不同程度的贫血。缺铁性贫血不仅对胎宝宝有很多不利影响,也直接危害着准妈妈自身的健康。

贫血的准妈妈,妊娠高血压疾病的发生率明显高于正常准妈妈。容易发生胎儿生长受限,将来得到低出生体重儿的风险增加。严重贫血的准妈妈,未成熟儿及早产儿的发生率明显高于正常孕妇。

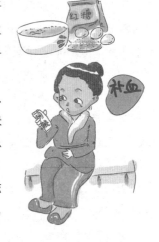

贫血的准妈妈在分娩时,发生宫缩乏力、产程延长、产后出血等风险明显增加。胎儿对子宫收缩造成的缺氧状态耐受性差,容易发生胎儿窘迫,增加出生后窒息的风险。

产后子宫复原慢,恶露常常持续不净,子宫容易滋生细菌感染,引起子宫内膜炎。抵抗力比正常产妇低,容易并发会阴、腹部刀口感染。

大部分贫血孕妇没有症状,除非病情进展明显。这就是为什么孕期必须做血常规的原因。

8. 准妈妈宜积极治疗牙周炎

牙周炎是牙齿周围的支持组织,包括牙龈、牙骨质、牙周韧带以及牙槽骨因炎症

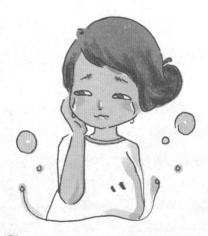

所致的一种疾病。大多数人因为害怕牙痛,对修补龋齿比较重视,却忽略了牙周健康检查。怀孕时受激素水平变化的影响,口腔内菌群发生改变,导致某一种类的牙周病菌数量大增,可以加重原有的牙龈炎症。研究表明,患中度或重度牙周炎的准妈妈,口腔中产生的细菌容易通过血液循环进入胎盘,使胎儿受到感染,增加出生后患先天性心脏病的风险。此外,患有牙周炎孕妇生出低体重儿的危险性也会增加 6～8 倍,发生早产几率是也比正常孕妇高 7 倍。

牙周炎早期症状包括刷牙时流血、牙龈红肿、口臭等。轻微的牙龈流血表示牙龈充血或牙齿清洁得不够干净,不需太过紧张,但不能因此而不敢刷牙,否则牙龈的炎症会加重。如果每次刷牙都流很多血,最好赶紧到正规的牙科检查治疗。妊娠中期,准妈妈的状况最稳定,大部分牙科治疗都可以在这个阶段完成。

9. 孕期用药宜遵守 6 项原则

怀孕期间生病是很让准妈妈们头疼的事,常常认为"是药三分毒",宁可忍受身体不舒服,也不敢吃药,实在受不了就服用自己认为比较"安全"的中药,其实有病不治对自身和胎儿同样可能带来伤害。怀孕期间生病,准妈妈应该在医生指导下服用药物,绝对不吃药或者滥用药物都是误区。只要坚持在医生的指导下正确用药,遵循以下原则,不仅能确保孕妇和胎儿的安全,还能减少胎儿感染某些疾病的机会。

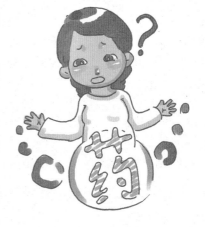

任何药物的应用均在医生、药师的指导下服用。

能少用的药物绝不多用;可用可不用的,则尽量不要用。

必须用药时,则尽可能选用对胎儿无损害或影响小的药物。如因治疗需要而必须较长期应用某种可致畸的药物,则应终止妊娠。

根据治疗效果,尽量缩短用药疗程,及时减量或停药。

服用药物时,注意包装上的"孕妇慎用、忌用、禁用"字样。

孕妇误服致畸或可能致畸的药物后,应找医生根据自己的妊娠时间、用药量及用药时间长短,结合自己的年龄及胎次等问题综合考虑是否要终止妊娠。

10. 准妈妈忌用的 10 种中成药

孕期用药应十分谨慎小心,一旦疏忽就有可能造成遗憾终生。西药的服用大多数准妈妈都能够在医生的指导下用药,而对中成药的安全性了解较少。一些中成药也有毒性,可造成胎儿畸形,甚至造成流产和胎儿死亡。

下列中成药准妈妈不宜使用：

消导类：即有消食导滞、消痞化积作用一类的成药。如槟榔四消丸、九制大黄丸、清胃中和丸、香砂养胃丸、大山楂丸等，都具活血行气、攻下之效，故易致流产。

理气类：具有疏畅气机，降气行气之功效的中成药。如木香顺气丸、气滞胃痛冲剂、开胸顺气丸、十香止痛丸等，因其多下气破气、行气解郁力强而成为准妈妈的禁忌药。

理血类：具有活血祛瘀、理血通络、止血功能的成药。如七厘散、小金丹、虎杖片、脑血栓片、云南白药、三七片等，因其祛瘀活血力过强，易致流产。

开窍类：具有开窍醒脑功能的成药。如冠心苏合丸、苏冰滴丸、安宫牛黄丸、行车散等，因为内含麝香，辛香走窜，易损胎儿之气，准妈妈服用可导致堕胎。

驱虫类：具有驱虫、消积、止痛功能，能够驱除肠道寄生虫的成药。为攻伐有毒之品，易致流产、畸形等，如囊虫丸、驱虫片、化虫丸等。

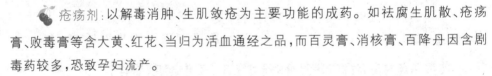

祛湿类：凡治疗水肿、泄泻、痰饮、黄疸、淋浊、湿滞等中成药。如利胆排石片、胆石通、结石通等，因具有化湿利水、通淋泄浊功效，故准妈妈亦不宜服用。

疮疡剂：以解毒消肿、生肌敛疮为主要功能的成药。如祛腐生肌散、疮疡膏、败毒膏等含大黄、红花、当归为活血通经之品，而百灵膏、消核膏、百降丹因含剧毒药较多，恐致孕妇流产。

祛风湿痹痛类：以祛风、散寒、除湿止痛为主要功效的成药。如虎骨木瓜丸，因其有活血的牛膝及辛热的川乌，均有损胎儿。类似的中成药，还有大小活络丸、天麻丸、虎骨追风酒、华佗再造丸、伤湿止痛膏等。而抗栓再造丸则因大黄攻下，水蛭破血，故孕妇亦应禁用。

泻下类：有通泻大便，排除肠胃积滞、或攻逐水饮、润肠等作用的中成药。如十枣丸、舟车丸、麻仁丸、润肠丸等。攻下之力甚强，有损胎气。

清热类：具有清热解毒、泻火、燥湿等功效的中成药。如六神丸在孕早期服用可引发胎儿畸形，孕后期服用易致儿童智力低下等后果。而含有牛黄等成分的中成药,因其攻下、泻火之力较强,易致孕妇流产,如牛黄解毒片、片仔磺、败毒膏、消炎解毒丸等。

 11. 准父母忌胎教不当

胎教主要指孕妇自我调控身心的健康与欢愉,为胎儿提供良好的生存环境;同时也指给生长到一定时期的胎儿以合适的刺激,通过这些刺激,促进胎儿的生长。科学的胎教能够促进胎儿的智力发育,这已被现代科学所公认。然而,胎教不当也会带来危害。

(1) 忌不良情绪

准妈妈的情绪状态对胎儿的发育具有重要作用。情绪稳定、心情舒畅有利于胎儿出生后良好性情的形成。发怒时体内分泌大量去甲肾上腺素,使血压上升,胎盘血管收缩,会引起胎儿缺氧,从而影响宝宝身心健康。因此,准妈妈要格外注意精神卫生,使自己精神愉快,心情舒畅,对生活充满希望。

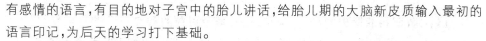

(2) 忌不合理的语言胎教

语言胎教是指孕妇或家人用文明、礼貌、富有感情的语言,有目的地对子宫中的胎儿讲话,给胎儿期的大脑新皮质输入最初的语言印记,为后天的学习打下基础。

语言胎教一般在怀孕 5 个月时开始,到妊娠末期和临近分娩时效果更好。准妈妈在进行语言胎教时,和进行音乐胎教、抚摸胎教一样,也要先调理好自己的心情,放松全身肌肉,内心充满爱意及愉悦,学会让内心微微地笑。准妈妈可用中度音量向腹内的胎儿亲切授话,或吟读诗歌,或哼唱小调,或计算数字,如此都会给孩子留下美好的记忆。切忌大声粗暴地训话,这样会造成胎儿烦躁不安。等胎儿生下来以后,会变得十分神经质,以至对语言有一种反感和敌视态度。

(3) 忌不合理的运动胎教

运动胎教是指孕妇适时、适当地进行体育锻炼和帮助胎儿活动,以促进胎儿大脑及肌肉的健康发育。研究表明,凡是在宫内受过"体育"运动训练的胎儿,出生后翻身、坐立、爬行、走路及跳跃等动作的发育都明显早于一般的宝宝。

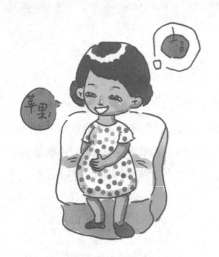

一般在妊娠12～16周即可适当地对胎儿进行宫内运动训练。方法是：孕妈妈仰卧，全身放松，先用手在腹部来回抚摸，然后用手指轻按腹部的不同部位，并观察胎儿的反应。开始时动作宜轻，时间宜短，过几周后胎儿逐渐适应，会做出一些积极反应。这时可稍加一点运动量，每次时间以5分钟为宜。24周以后可以轻轻拍打腹部，并用手轻轻推动胎儿，让胎儿进行宫内"散步"活动。如果胎儿顿足，可以用手轻轻地安抚他。如果能配合音乐和对话等方法效果更佳。

运动是一种很有效的胎教方式，但是不合理的运动就是胎教中的大忌了。对胎儿的运动训练应当注意，一般在妊娠12周内及临产期均不宜训练，先兆流产或先兆早产的孕妈妈也不宜进行训练。此外，手法要轻柔，循序渐进，不可操之过急，每次时间不宜超过10分钟，每天2～4次为宜，否则将适得其反。有时胎儿也会"不遵母命"，此时就要耐心等待，不要急于求成。

12. 适宜做胎教音乐的十首世界名曲

(1) 普罗科菲耶夫的《彼得与狼》——做个勇敢的宝宝

作曲家运用乐器来刻画人物和动物的性格、动作和神情，形式新颖活泼，旋律通俗易懂，富有艺术魅力。长笛的高音区表现小鸟的灵活好动，弦乐描绘了彼得的机智勇敢，双簧管生动地刻画出鸭子那蹒跚的步态，爷爷老态龙钟的神态由大管浑厚、粗犷的声音来表现，狼阴森可怕的嚎叫用三只圆号来体现。当然，最宝贵的还是这部作品的思想内容：只要团结起来，勇敢而机智地进行斗争，任何貌似强大的敌人都是可以战胜的。整个乐曲生动活泼，犹如在面前展开一幅生动的画。

准妈妈们，去听听吧，让你的胎宝宝跟小鸟、小猫、小鸭子玩玩，并与彼得一起战胜恶狼，做一个勇敢的宝宝。

(2) 德沃夏克的e小调第九交响曲《自新大陆》第二乐章——淡淡的悲伤与思乡

这一乐章是整部交响曲中最为有名的乐章，其浓烈的乡愁之情，表达了德沃夏克对祖国无限眷恋之情。乐曲中那舒缓的旋律，表现出淡淡的相思，淡淡的哀愁。

准妈妈们,尽情地享受吧！让舒缓的旋律抚平焦躁的心情,随着旋律一起入睡。

(3) 约纳森的《杜鹃圆舞曲》——与鸟儿一起嬉戏

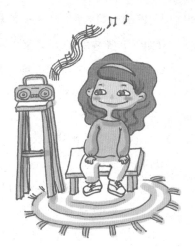

睡醒了该活动一下了,听听约纳森的《杜鹃圆舞曲》吧！整首乐曲欢快清新,特别适合在熟睡的早晨倾听。那跳跃的旋律犹如杜鹃在歌唱,它以轻快、活泼的节奏和清新、流畅的旋律,描绘了一幅生机盎然的景象。

听一听活泼、可爱、明朗的《杜鹃圆舞曲》,让肚子里的胎宝宝做做运动吧。

(4) 格里格的《培尔·金特》组曲中《在山魔王的宫殿里》——感受力度与节奏

培尔·金特是一个非常讨厌的家伙,做了许多坏事,大家不喜欢他,他只好自己去流浪。有一天他来到山魔王的宫殿里,引来了许多小妖怪。乐曲描写了培尔·金特吓得魂不附体的场景。听诙谐可爱的旋律,感受力度在乐曲中由弱到强直到极强的过渡,你也会看到许多小妖怪在乱舞的场景。

准妈妈们,带着你的胎宝宝经历一下小妖怪的宫殿吧。感受不同的节奏、不同的力度、不同的音色,相同的旋律带给我们不同的体验——弱的声音的神秘,强的声音的紧张。

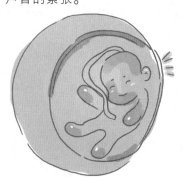

(5) 罗伯特·舒曼的《梦幻曲》——梦幻的国度

《梦幻曲》举世皆知,充满了浪漫梦幻的旋律。它以娴熟的浪漫主义手法,把我们带进了温柔优美的梦幻境界。这首曲子主题非常简洁,具有动人的抒情风格和芬芳的幻想色彩,旋律线几经跌宕起伏,婉转流连,使人不觉中被引入轻盈缥缈的梦幻世界。当你疲倦的时候听听《梦幻曲》,帮你安然入睡。

(6) 约翰·施特劳斯的《维也纳森林的故事》——穿越绿色的森林

春天的早晨,在美丽的蓝色的多瑙河畔,远处群山起伏,田野一望无际。晨曦的阳光透过大树茂密的叶子洒在挂满露珠的草地上,山边小溪波光粼粼。羊儿在草地上吃草,小鸟在林间婉转啼鸣,牧童吹着短笛,猎人吹响号角,马蹄"嘚嘚",构成一幅大自然美丽的图画。一曲《维也纳森林的故事》,一切宛如人间天堂。准妈妈们,假日的清晨,迎接这美丽的森林吧!

(7) 贝多芬的F大调第六号交响曲《田园》——到自然中呼吸新鲜空气

整部作品表达了对大自然的依恋之情,作品细腻动人,朴实无华,宁静而安逸,是贝多芬最受欢迎的交响曲之一。各个乐章分别表现了"初到乡村时的愉快感受","溪边小景","乡村欢乐的集会","暴风雨"等情景,最后的"牧歌",主题恬静开阔,像牧人在田野中歌唱,表现了雨过天晴之后的美景。好一幅自然的美景,感受一下吧,小宝宝。

(8) 老约翰·施特劳斯的《拉德斯基进行曲》——感受强烈的节奏与柔媚的线条之美

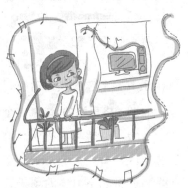

乐曲以其脍炙人口的旋律和铿锵有力的节奏征服了广大听众,成为流传最为广泛的进行曲。强劲有力的引子之后是第一部分主题,让人们仿佛看到了一队步兵轻快地走过大街。随后是与前面主题相对比的轻柔主题,优美动听。听后让人感觉激情澎湃,活力无限。

(9) 勃拉姆斯的《摇篮曲》——妈妈无尽的爱

安宁、亲切、温存、抚爱的《摇篮曲》表达妈妈对宝宝无尽的爱。曲调优美、抒情、静谧;旋律平稳,音律适中,音高起伏不大;表现了比较安宁的情绪。

准妈妈们,在这首乐曲声中跟你的胎宝宝说说话吧。

(10) 维瓦尔第的小提琴协奏曲《四季》——春天多美呀!

乐曲描绘了一幅春临大地,众鸟欢唱,和风吹拂,溪流低语的画面。当春临大地,仙女和牧羊人随着风笛愉悦的旋律,在草原上婆娑起舞,多么美丽的画面! 是一首非常好听的小提琴曲。

以上十首乐曲,每首的风格都是不一样的。准妈妈们在一天当中的每个时刻都可以来听。烦躁的时候就听一听《自新大陆》,慵懒的时候听一听《杜鹃圆舞曲》,悲伤的时候听一听《维也纳森林的故事》,发脾气的时候听一听《田园》,睡醒的时候听一听《维也纳森林的故事》,激情澎湃的时候听一听《拉德斯基进行曲》,跟小宝宝讲话的时候听一听《摇篮曲》,运动的时候听一听《拉德斯基进行曲》,春天来临的时候听一听《四季》。让您的胎宝宝接触多元的艺术,接触不同演奏形式,不同艺术风格的乐曲,不管是欢快的、悲伤的、沉静的、梦幻的、激情的、淳朴的,让小宝宝在音乐的海洋中汲取营养,培养小宝宝的艺术潜能。

13. 宜对宝宝进行有针对的胎教

怀孕第六个月开始,胎儿不仅具有听的能力,而且还能对听到的声音作出不同的反应。准爸妈可以给胎宝宝取个名字,父母每当和胎儿对话时,先呼唤他(她)的名字,这样当宝宝出生后再去呼唤,宝宝回忆起这熟悉的呼唤以后,可产生一种特殊的安全感。除此之外,准爸爸妈妈还可教胎儿学习。在具有丰富经验的教员指导下,准妈妈用扩音器对胎儿讲话,同时用手在腹部做各种示范动作,与胎宝宝做游戏,教一些常用的词汇等。经过如此训练学习者、胎宝宝出生时可懂得大约15个词汇和其中的意思,并能对这些词汇作出反应。

胎教是一个循序渐进的过程,关键是准父母要有耐心和恒心,不能三天打鱼,两天晒网,每天抽出5分钟怀着轻松的心情与胎宝宝亲密交流,给胎宝宝良好的刺激!只要对胎儿有益的事情都可以归入胎教的范畴。大到环境的改善、情绪的调节,小到音乐、散步、和宝宝说悄悄话都是胎教的内容。有句话说得好,最好的胎教源自准父母的生活。放松心情,愉快地接受一个聪明活泼的小天使降临吧!

妈妈心情笔记

孕晚期篇

(28~40周)

★ 健康生活
★ 膳食营养
★ 优生优育

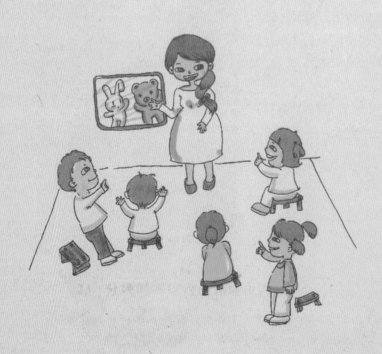

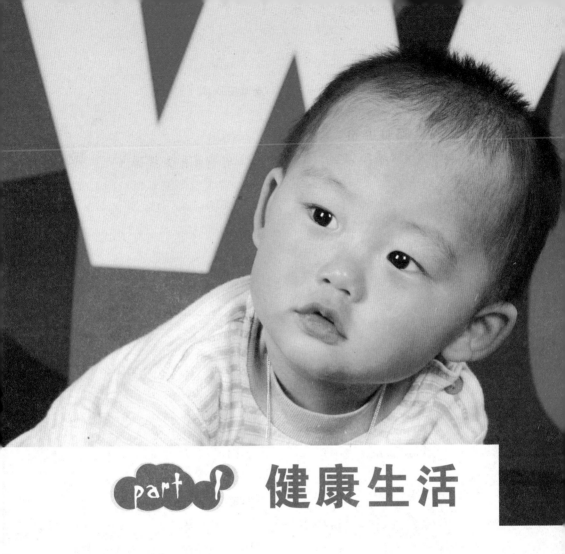

part 1 健康生活

　　孕晚期是指从孕妇28周开始就算起，直到分娩结束。进入孕晚期后，胎动强度会逐渐减弱，但由于不少孕妇缺乏一定的医学知识，生怕胎动减弱是由于孩子出现什么问题所致，同时准妈妈们又面临分娩，进而产生紧张、焦躁的情绪，让我们来协助准妈妈们度过这一重要时期吧。

1. 准妈妈孕晚期工作生活5忌

(1) 忌过度劳累

　　过度劳累是指身体或精神上的过度劳累。到了妊娠晚期，活动应该适当减少，工作强度亦应适当减低，特别是要注意休息好，睡眠充足。临产前，工作量、活动量都应适当减少,应该养精蓄锐,准备全力以赴地进入临产过程。

(2) 忌粗心大意

妊娠晚期不可粗心大意。一些准妈妈大大咧咧,到了妊娠末期仍不在意,结果临产时常常由于准备不充分,而弄得手忙脚乱,这样很容易出差错。

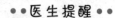

••医生提醒••

要避免长途旅行和单独外出,以免突然临盆,措手不及。一般在接近预产期的前半个月后就不宜再远行了,因为旅途中各种条件都受到限制,一旦分娩出现难产是很危险的事情。

(3) 忌活动过少

有些妇女怀孕早期担心流产,怀孕晚期害怕早产,整个孕期都不敢活动。有些孕妇则是因为懒惰而不愿意多活动。实际上,孕期活动量过少的产妇,更容易出现分娩困难。所以,准妈妈在妊娠末期不宜生活得过于懒惰,也不宜长时间地卧床休息。

(4) 忌饥饿

产妇分娩时消耗体力很大。因此准妈妈临产前一定要吃饱、吃好。此时家属应想办法让产妇多吃些营养丰富又易于消化的食物,切忌什么东西都不吃就进产房。

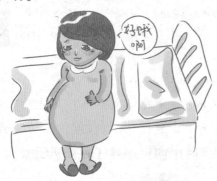

(5) 忌滥用药物

分娩是正常的生理活动,一般不需要用药,也没有能使产妇腹痛减轻的药物(无痛分娩另当别论)。因此,产妇及亲属万不可自行其是,滥用药物,更不可随便要求催产素催产,以免造成严重后果。

2. 准妈妈孕晚期不宜远行

怀孕后,母体内各系统都会发生很大的变化,到了妊娠后期这些变化更为明显。首先,子宫、乳房逐渐增大,血容量逐渐增加,内分泌系统以及新陈代谢旺盛,使肝脏、肾脏、心脏的负担明显加重。其次,胃酸分泌减少,胃蠕动增加,出现腹胀和便秘;骨盆韧带变软,关节略松,严重时可造成关节疼痛。加之胎儿在孕晚期生长较快,使孕妇体重明显增加,致使准妈妈行动不太灵活,容易疲劳。此时如果长途旅行,会因乘车时间过长,体力消耗过度,食欲不佳,睡眠不足等诱发疾病,加上不良环境因素的作用(如路途颠簸、天气变化,环境嘈杂、乘车疲劳等),对孕妇心理也会产生负面影响,不利于胎儿的生长发育,甚至会导致早产。

因此,建议准妈妈妊娠后期不要出远门,以保障孕妇和胎儿的安全,避免旅途中突然临产可能发生的危险。

3. 准妈妈孕晚期不宜长时间坐车

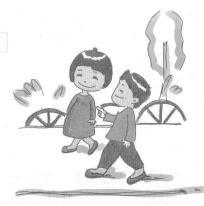

孕晚期孕妇生理变化很大,对环境的适应能力也降低,长时间坐车会给孕妇带来诸多不便。

长时间坐车,车里的汽油味会使孕妇感到恶心、呕吐、食欲降低。下肢静脉血液回流减少会引起或加重下肢浮肿,行动更加不便。

路途颠簸使孕妇休息不好、睡眠少、精神疲惫、心情烦躁,自然会影响到肚里的宝宝。

公交车一般比较拥挤,妊娠晚期腹部膨隆,容易受到挤压或颠簸而至流产、早产。车内空气污浊,各种病菌很多,增加了孕妇感染的机率。万一在车上发生早产或流产等意外,将会给孕妇及胎儿带来生命危险。

4. 准妈妈孕晚期宜左侧卧位

妊娠晚期,准妈妈仰卧时,增大的子宫压迫腹主动脉,影响子宫动脉的流血量,使胎盘供血不足,直接影响胎儿的生长发育。如果还患妊娠期高血压疾病,本身就已有胎盘血管痉挛和供血不足,再行仰卧位就会使这种情况进一步加重。仰卧位还会压迫下腔静脉,影响下肢静脉血液回流,长期可导致下肢、外阴及直肠静脉曲张。此外,仰卧位时对血压也有明显的影响,使收缩压平均下降 23 毫米汞柱,同时心跳每分钟增加 10 次。严重时,还会出现仰卧位低血压综合征,即血压突然降低,伴有胸闷,头晕,甚至突然晕厥,胎心率明显减慢。这时,千万别慌张,让准妈妈赶紧侧过身来会迅速缓解。所以准妈妈孕晚期不宜仰卧位。

温馨小贴士:

孕晚期准妈妈远行,应做的准备:

1.在医生允许,有人陪同时时可以出行。最好提前1～2个月动身,以防途中早产。

2.出发前带好必要的衣物,以防受凉。最好随身带些临产用的东西,如纱布,酒精,止血药品等。

3.外出最好乘火车,并购买卧铺票。尽量不要坐汽车,因为晕车造成的恶心、呕吐易诱发子宫收缩,导致早产。

4.出现腹部阵痛,阴道出血等状况时,应立即报告车上的工作人员,以采取紧急措施。

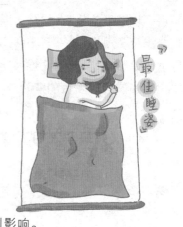

右侧卧位时,上述压迫症状消失,但由于大部分准妈妈的子宫向右侧旋转倾斜,因而易使右侧输尿管受到挤压,还由于右侧的肾脏与临近的升结肠和盲肠之间有淋巴管相通,因而肠道细菌侵入右肾的机会也较左肾为多,这样,就容易发生右侧肾盂肾炎。所以,孕妇也不宜右侧卧。

从以上情况可以看出,孕晚期左侧卧位时可避免仰卧和右侧卧时发生的弊端,是比较适合准妈妈的睡眠体位。但如果较长时间的左侧卧位感到不舒服,可暂改为右侧卧位,也不会对准妈妈造成不利影响。

5. 准妈妈忌睡席梦思床垫

席梦思床垫目前已经是家庭常用的卧具,一般人睡席梦思床,有柔软、舒适之感,但准妈妈则不宜睡席梦思床。这是因为:

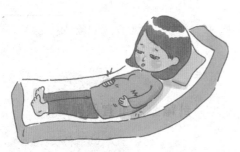

(1) 易致脊柱的位置失常

孕妇的脊柱较正常腰部前曲更大,睡席梦思床及其他高级沙发床后,会对腰椎产生严重影响。仰卧时,其脊柱呈弧形,使已经前曲的腰椎小关节摩擦增加;侧卧时,脊柱也向侧面弯曲。长此下去,使脊柱的位置失常,压迫神经,增加腰肌的负担,既不能消除疲劳,又不利生理功能的发挥,并可引起腰痛。

(2) 不利翻身

正常人的睡姿在入睡后是经常变动的,一夜辗转反侧可达 20～26 次,辗转翻身有助于大脑皮质抑制的扩散,提高睡眠效果。然而,席梦思床太软,会让准妈妈深陷其中,不容易翻身。

因此,准妈妈不宜睡席梦思床,而以睡棕绷床或硬床上铺 9 厘米厚的棉垫为宜,并注意枕头松软,高低适宜。

6. 准妈妈孕晚期宜做好心理保健

进入孕晚期以后,由于子宫极度胀大,各器官、系统的负担也接近高峰,因而,准妈妈心理上的压力也是比较重的。

由于体型变化和运动不便,准妈妈心理上会产生一种兴奋与紧张的矛盾心理,从而导致情绪不稳定、精神压抑等心理问题,甚至会因心理作用而自感全身无力,即使一切情况正常,也不愿活动。由于临近预产期,对分娩的恐惧、焦虑或不安也会加重,所以,孕晚期心理保健应注意以下问题:

(1) 了解分娩原理及有关科学知识

克服分娩恐惧,最好的办法是让孕妇自己了解分娩的全过程以及可能出现的情况,对孕妇进行分娩前的有关训练,许多地方的医院或有关机构均举办了"孕妇学校",在怀孕的早、中、晚期对孕妇及其丈夫进行教育,专门讲解有关的医学知识,以及孕妇在分娩时的配合。这对有效地减轻准

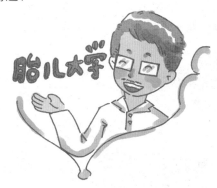

妈妈心理压力,解除思想负担以及做好孕期保健,及时发现并诊治各类异常情况等均大有帮助。

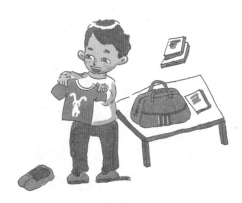

(2) 作好分娩准备

分娩的准备包括孕晚期的健康检查、心理上的准备和物质上的准备。一切准备的目的都是希望母婴平安,所以,准备的过程也是对孕妇的安慰。如果孕妇了解到家人及医生为自己做了大量的工作,并且对意外情况也有所考虑,那么,她的心中就应该有底了。临近预产期时,准爸爸应尽量留在家中,使妻子心中有所依托。

(3) 身体没有意外情况时,不宜提早入院

毫无疑问,临产时身在医院,是最保险的办法。可是,提早入院等待时间太长也不一定就好。首先,医院不可能像家中那样舒适、安静和方便;其次,孕妇入院后较长时间不临产,会有一种紧迫感,尤其看到后入院者已经分娩,会产生急躁焦虑情绪。另外,产科病房内的每一件事都可能影响住院者的情绪,这种影响有时候并不十分有利。所以,准妈妈应稳定情绪,保持心绪的平和,安心等待分娩时刻的到来,不是医生建议提前住院的准妈妈,不宜提前入院等待。

7. 准妈妈宜学会"调心"

在孕期体内激素状况改变会导致焦虑,是无可避免的,也是每一个准妈妈必然经历的。但准妈妈一定要学会调心,短暂的烦恼和忧虑并不要紧,千万别过度担忧,否则容易患上孕期忧虑症,甚至孕期抑郁症,影响宝宝身心发育。

准妈妈要学会一些调心小窍门,及时进行调节,以免坏情绪蔓延。可以尝试以下方法:

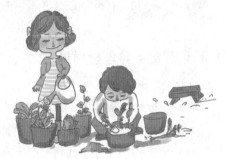

适当吃些能让人快乐的食物,如鱼类、香蕉、牛奶、葡萄柚、樱桃和全麦面包等。

兴趣转移,做一些自己喜欢的事情,比如画画、听音乐、看画册杂志等漂亮的事。

做些运动,让身体动起来。一旦身体动起来,准妈妈就不会让自己陷在消极的情绪里,比如散步、郊游、体操、孕期瑜伽等。

释放情绪,找丈夫或朋友倾诉、聊天就是不错的选择,现在流行的写微博也是既感性又时尚的情怀释放好办法,可以尝试。

幻想未来是很奇妙的摆脱坏情绪的办法。现在开始,安静地坐下来幻想未来,想想将来有宝宝的美妙生活,幻想宝宝的可爱模样,接下来你可以动手准备宝宝的东西,看一些孕期书籍,听妊娠讲座。

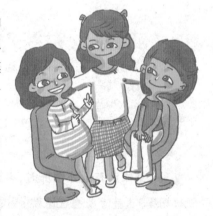

变一下发型,换一件衣服,或买一些居家饰品,鲜花,盆景等,装点一下居室环境,都有利于准妈妈心情变得平和、开朗和乐观。

准妈妈要拥有平稳、乐观、温和的心境,随时调整心态,不让不良情绪滋生,在快乐、和谐的环境中期待宝宝的诞生。

8. 分娩前准妈妈的心理 4 忌

(1) 忌害怕

很多准妈妈对分娩有恐惧感,害怕疼痛和危险,离预产期越近,越是紧张。其实,这种害怕完全没有必要。分娩几乎是每个女性必经的一"关",事到临头,人人都能承受。在现代医疗条件下,只要进行产前检查,分娩的安全性非常高,一般不会出现意外。害怕心理不仅会影响孕妇临产前的饮食和睡眠,而且还会妨碍全身的应激能力,使身体不能很快地进入待产的"最佳状态"。

(2) 忌忧虑

临产前要精神振作,情绪饱满,摆脱一切外在因素的干扰,"轻装上阵"。尤其不应该顾虑即将诞生婴儿的性别,亲人也不应该给孕妇施加无形的压力,以免给准妈妈带来沉重的心理负担,使分娩不顺利。调查表明,孕妇如在生活、工作上遇到较大的困扰,或者是发生了意外的不幸事件,都可使孕妇产前精神不振、忧愁、苦闷,影响顺利分娩。

(3) 忌着急

到了预产期并非就分娩,提前 10 天、过后 10 天都是正常的情况。孕妇既不要着急,也不用担心,因为这样都无济于事,只能是伤了自己的身体,影响了胎儿的发育。有些孕妇没到预产期就焦急地盼望能早日分娩,到了预产期更是终日寝食不安。她们不懂得预产期有一个活动范围,只要在这个范围内都是正常现象。

(4) 忌孤独

一般情况下,孕妇临产前都会出现一定程度的紧张心理,此时她们非常希望能有来自他人尤其是丈夫的鼓励和支持。所以,作为丈夫,在妻子临产前应该尽可能拿出较多的时间陪伴妻子,亲自照顾她的饮食起居,使她感到你在和她一起迎接着考验,这也是丈夫对于妻子生产的最好帮助。

9. 待产时准妈妈宜放松心情

准妈妈待产时过于紧张或恐惧会引起大脑皮质功能失调,往往使子宫收缩不协调,子宫颈口不易扩张,产程就会延长。反之,如果待产时精神放松,子宫肌肉就会收缩规律协调,宫口容易开大,就会使产程进展顺利。

精神过度紧张的产妇往往不会利用宫缩间歇时间休息,休息不好,饮食就少,在分娩过程中得不到充分热量和水分的补充,就不能满足分娩期消耗的需要,容易疲劳,延缓分娩进程。

精神过度紧张的孕妇不能正确使用腹压,会影响子宫有利收缩,不利胎儿的顺利娩出。因此准妈妈们应学会放松心情,下面我们来介绍几个放松心情的方法:

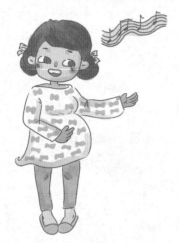

(1) 了解关于分娩的相关知识

准妈妈临产前的情绪对能否顺利分娩起着相当重要的作用,具备一定的相关知识有利于缓解产妇的紧张、恐惧等不良情绪。孕期参加孕妇学校以及向医生或助产士咨询都是您了解分娩知识和安全问题的途径。

(2) 音乐放松

产妇在产程中利用音乐作为吸引注意力将会取得非常好的效果。音乐可以缓解焦虑,减少肾上腺素的释放,有助于加速分娩的进程。

(3) 家人的关心

准爸爸应给与准妈妈无微不至的关心和照顾。如在临近分娩时准爸爸亲临现场,给予安慰和帮助,这样会大大地增加准妈妈分娩的信心,婴儿更快产出;又如阵痛时抱住她,擦去她额上的汗水,并鼓励她,称赞她。帮助产妇按摩背、脚、肩,可减轻阵痛的不适感并有助于妻子放松紧张的心情。提醒她情况比起昨天,甚至几小时前有了很大进展。每隔几小时,准爸爸可以递上一杯水,或喂给妻子喝。提醒她每 2 小时排一次尿等等。

产妇的长辈要为产妇解除精神负担。作为产妇的母亲或婆婆,应该采取现身说法的方法帮助临产的准妈妈解除精神负担。特别是对于生男生女的问题,长辈们不要有偏见。

 10. 准爸爸宜多关注准妈妈的情绪

准爸爸要意识到,你为宝宝所做的每一件事及每一分努力,都有重大的意义。因为,你是与准妈妈最亲密的人。你的一言一行乃至情感态度,不仅影响妻子,而且会影响胎宝宝。你就要成为父亲了,要担当起父亲的责任。

有时准妈妈的情绪变化让准爸爸难以忍受。但准爸爸应尽量理解、包容妻子，加以开导、安慰，随时递上几句贴心话，如"你受苦了，亲爱的"或"怀孕使你变得更可爱了"等。随时想到，自己是解决妻子不良情绪的一剂良方。准妈妈保持良好的情绪，有助于胎宝宝的生长发育以及顺利分娩。

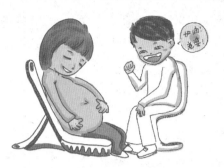

准爸爸要注意不和妻子发生争执。家务琐事很繁重，生活中夫妻也少不了有矛盾。准爸爸应甘做家庭妇男，尽量抢着做家务，尤其是较重的活；在某些事意见不一致时，注意控制情绪，切忌让准妈妈激动。这样，便可减少夫妻之间的争执，使准妈妈的心理得到满足。

准爸爸要尽量满足妻子的心理需求。一些准妈妈怀孕后依赖性增强，准爸爸应尽力满足这种特殊时期的情感需要，要善于用幽默诙谐的语言，调节妻子紧张消极的情绪，使妻子保持安定平稳的情绪，这对于母子的健康非常有益。

准爸爸关注孕妈咪和胎宝宝的健康，与妻子一起学习孕娩知识。准妈妈心理

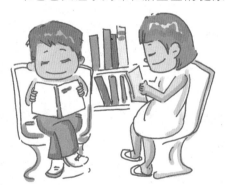

状态不佳，很多原因是担心自己和胎宝宝出现各种不测，以及害怕分娩。准爸爸要与妻子一起学习孕娩知识，对各种异常情况的预防和处理也要有所了解，并陪伴妻子去做产前检查，经常关心胎动和胎宝宝的各种反应，协助妻子作好孕期监测。这样，有助于消除妻子的紧张。

此外，准爸爸要做一些自我牺牲。少去公共场所，以免患传染病；最好减少或戒掉吸烟饮酒的习惯；孕期中克制性生活的欲望，特别是在怀孕的最初 3 个月及最后 3 个月，避免影响母子健康，引发孕妈妈产生不良心理。

11. 准爸爸不宜与准妈妈过性生活

孕晚期由于羊膜腔压力逐渐增大，性生活常常可以导致发生胎膜早破。一旦发生胎膜破裂，羊水就会大量地流出，使胎儿的活动受到限制，子宫壁紧裹于胎体，会导致胎儿宫内缺氧。此外，胎膜早破后还有可能发生"脐带脱垂"。脐带脱垂时，胎儿与母体之间的血液循环及氧气供应中断，胎儿因缺氧可立即死于宫内，非常危

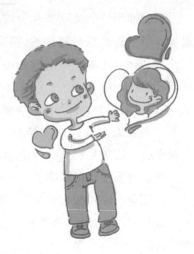

险。如果是在未足月时发生的胎膜早破将会更棘手，因为这时胎儿尚未发育成熟，发生早产儿并发症、早产儿死亡的风险极大。

此外，还有研究证实，在产褥期发生感染的妇女，50%在妊娠的最后1个月有过性生活。如果在分娩前3天性交，20%的妇女可能发生感染。

因此，在孕晚期，夫妻间应尽可能停止性生活，以免发生意外。若一定要有性生活，也必须节制，并注意体位，还要控制性生活的频率及时间，动作不宜粗暴。而在临产前1个月，绝对禁止性生活。

12. 准爸爸陪产宜知

现在有很多医院实行家庭化分娩，产妇家属可以陪伴产妇分娩。丈夫陪产可大大增加妻子的信心和安全感，使产妇的剖宫产率明显降低。

分娩的心情是喜悦的，但是，分娩的辛苦是可想而知的。现代社会，越来越多的男人把分娩看作是夫妻两人必须共同面临、度过的历程。许多准爸爸们不愿在孩子的成长过程中缺席：从宝宝在妈妈的肚子孕育开始，他们就希望有参与的机会，对于宝宝的诞生，更是不愿意袖手旁观。

其实，男性参与分娩活动，除了给产妇提高强有力的支持外，也会加深对生命意义的体会。那么，准爸爸在产程中，应该怎样分担妻子分娩的重任呢？他们究竟可以做些什么呢？

精神心理因素在分娩过程中起着举足轻重的作用。准爸爸陪伴准妈妈具有独特的作用，他们能够知道准妈妈的爱好，可以在她们疼痛不安时给予爱抚、安慰及情感上的支持。准妈妈在得到准爸爸亲密无间的关爱与体贴时，可以缓解紧张恐惧的心理，减少孤独感。准爸爸可在医务人员的指导下帮助准妈妈做一些事情，如握手、按摩、擦汗等，使准妈妈感受到亲情的温暖。准爸爸参与陪伴分娩可提供亲情的关怀，同时也增加了医务人员的责任感和医疗职责的透明度，利于准妈妈、

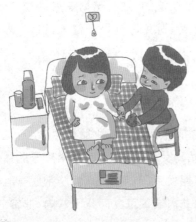

家属、医护间的沟通,而准妈妈及家属也更理解医务人员在分娩过程中所付出的艰辛劳动,从而增加对医务人员的信任。

(1) 准爸爸做好"心理备课"

准爸爸一定要事先做好分娩的"心理备课"要认识到,先照料好自己,才能照料好准妈妈。

告诉自己待产是一场"持久战",自己要做好打持久战的准备。别忘了给自己带上干净的衬衣、舒适的鞋、足够吃饱的点心,带上一两本漫画书或笑话书,为自己和准妈妈的交流预备谈资。

不要在意准妈妈的"拒绝"。有时,准妈妈可能会变得急躁易怒,变化无常,比如,她可能因分娩之痛迁怒于你;再比如,她刚才还很享受你的按摩,这会儿却又讨厌你的触摸;刚才她还乐于听你讲笑话,这会儿又嫌你啰唆。不要对此太在意,因为准妈妈只是在对正在经历的疼痛做出反应而已。

清楚自己的能力,做自己该做的事。准爸爸没必要插手医护人员的处理方式,放心让医护人员去做他们的工作,你只要集中精力安抚好准妈妈的情绪就好了。

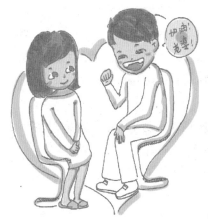

(2) 第一产程准爸爸可做的事

准爸爸可以在这一时期替准妈妈补充一些营养可口的食物以储存体力,用被子和枕头做靠垫,让准妈妈调整到最舒服的姿势,可以用笑话来缓解妻子对产痛的恐惧。

在进入待产室之后,准爸爸要着力做好以下几件事:

❀ 补充水分和食物。由于这一阶段准妈妈的阵痛感受尚未达到高峰,多准备些准妈妈喜爱的食物,如鸡汤面、花色粥、蛋饺面、乌鱼面等,可以帮助准妈妈有足够的体力面对生产。也可以准备一些如猪肉脯、牛肉干、巧克力等高能量,小体积的零食为产妇加油,同时要随时询问准妈妈是否口渴,及时为她补充温开水,最好在水杯中附上一支长吸管,这样方便准妈妈在半躺卧的状态下摄取水分。

❀ 认真观察子宫收缩与胎儿的心跳。准爸爸可以观察床边的胎音以及阵痛监测器,来了解母体与胎儿的状况。有心的准爸爸,还可以准备一个本子,记录每小时中出现的阵痛次数和胎心音监测结果,提供给助产士做参考。

❀ 协助准妈妈如厕。有些准妈妈会害怕自己出现电影上的状况:把孩子生在了便桶里。这种臆想加剧了如厕时的紧张,准爸爸可以搀扶她去,告诉她这种恐慌是不必要的。

❀ 协助更换产垫。在待产过程中，护理人员会在准妈妈的臀部下方垫上一层产垫，保持被褥的清洁。在待产过程中，随时可能会出现下体出血或大量流水的状况，准爸爸要随时观察产垫的状况，一方面是提醒护理人员来更换，一方面也是监控产妇是否"破水"。一旦产妇身下有大量液体

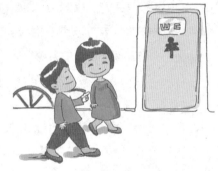

流出，可能是羊水已破，破水与未破水的处理方法是不一样的，这一点准爸爸要牢记。

❀ 轻轻按摩减痛。有针对性的按摩可以大大缓解准妈妈的痉挛式产痛和坠酸式产痛。准爸爸可以依次按摩妻子的脊椎、尾骨、大腿内侧、腹部、臀部、头颈、上臂以及双脚。按摩脊椎时，先将两手张开，顺着脊椎两侧下滑数次，再用拇指指腹，沿着脊椎两侧下滑数次，再用拇指指腹，沿着脊椎两侧，一节一节轻轻按压；在妻子的阵痛来临时，以手掌贴住尾骨部位，抵紧片刻后以轻轻画圆的方式按摩，大腿内侧也可画圆按摩，这可以避免腿部痉挛，并放松会阴；而在阵痛间隙，可让准妈妈趴在床边，由准爸爸替她按摩臀部；然后仰卧放松，用从外向里的打圈方式按摩腹部，还可以轻柔地按摩头颈、上臂和浮肿的双脚，这都有利于准妈妈恢复体力来迎接下一波阵痛。

❀ 呼吸减痛。正确的呼吸方式可以帮助产程顺利进行，减少宫缩时的疼痛。产痛来临时准妈妈时常忘记其中的一些呼吸原则，准爸爸要记得提醒她。

孕产小知识

正确的呼吸方式

在宫缩 5 分钟一次的"规律产痛"来临前，应采取慢而深的呼吸；而在宫缩规律而频繁之后，要采取又短而快的呼吸方法。而在子宫开全前 1 小时，可换用先快速呼吸四次后快速吹气一次的节奏，并维持此节奏直到上产床。

(3) "娩出期"准爸爸可做的事

准爸爸准确站位，并随时告知准妈妈分娩的进程。准爸爸的站位应以不妨碍医护人员行动为条件，站在准妈妈的左侧方较好。因为准妈妈看不见胎儿娩出的

情况,而且准妈妈到这一阶段多半在"精疲力竭"地冲刺,因此鼓励性的话语必不可少:"我看到宝宝的头了,他想出来!"、"还差一点点! 你做得很棒! 咱们就要成功了,握着我的手! 再来一次",诸如此类的鼓励必不可少。

❀ 坚持小范围的按摩。在这一阶段,按摩准妈妈的手和脚,哪怕是单侧的按摩,都对准妈妈的情绪起到很好的安抚作用。

❀ 辅导准妈妈用力。咬紧牙根和将脸痛苦地揪成一团的分娩毫无用处,因此准爸爸这个"贴身教练"一定要辅导准妈妈准确地应对阵痛,让她睁开眼睛看肚脐,收缩下巴将嘴巴紧闭,而依靠腰背部下坠和脚跟踩踏的力量将胎儿娩出。准爸爸不妨轻拍准妈妈的手臂和肩膀,让她尽量在阵痛间隙放松,然后伴随下次宫缩,手握产床旁边的把杆,将力量会到下半身。

❀ 补充水分。在娩出过程中,准妈妈大汗淋漓,消耗了相当大的体力,准爸爸不妨用棉花棒蘸上开水,擦拭在准妈妈的双唇上,以补充水分。

❀ 提醒莫忘呼吸方式。这一阶段准爸爸要提醒准妈妈正确的呼吸方式,大口吸气后憋气,往下用力,吐气后再憋气,用力直到宫缩结束;而当胎头娩出 2/3 或产妇有强烈的便意感时,要哈气,即嘴巴张开,全身放松,像喘息般急促呼吸,切不要用力过猛,使会阴严重裂伤。

妈妈心情笔记

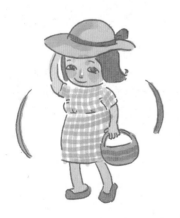

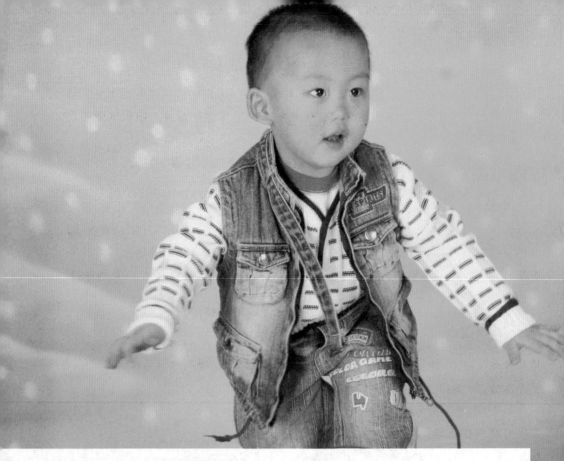

part 2 膳食营养

　　孕后期,孕育进入最后的冲刺阶段,营养的贮存对准妈妈来说显得尤为重要。安全、健康、合理的饮食,是胎儿健康出生的必要前提。

　　最后 3 个月是胎儿生长最快的阶段,孕妇的膳食要保证质量、品种齐全。由于各个孕妇的具体情况不同,产科医生通常会根据孕晚期的营养特点,结合孕妇的具体情况,让孕妇的饮食做出相应调整。

1. 宜重视孕晚期营养

　　孕晚期胎儿生长很快,其中又以 32～38 周时生长最快,故应特别重视妊娠最后 3 个月营养的补充。人类脑细胞数为 100～140 亿个。通过测定胎组织中 DNA

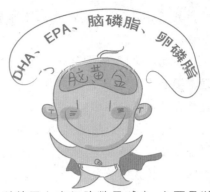

含量来计算脑细胞数,人脑在发育过程中DNA的合成有两个高峰,第一峰在妊娠26周左右,第二峰在接近预产期时,这两次高峰是胎儿脑组织中神经和神经胶质分化速度最快的时期,这时如摄入热量和蛋白质不足,将使胎儿脑细胞分化缓慢,最终使脑细胞总数减少。另外人类胎盘在妊娠(34~36周)间,滋养层上皮细胞最多,以后不再增多,如果准妈妈摄入热量和蛋白质不足时,会造成胎盘中滋养层上皮细胞数量减少,主要是游离绒毛数减少,使绒毛间隙的总面积减少,妨碍了对胎儿氧和营养的供应。

孕产小知识

孕晚期营养食谱举例

早餐:牛奶250克,小笼包100克。

午餐:米饭(大米)100克,炖鸡块100克,炒芹菜100克,鸡血豆腐汤:鸡血50克,豌豆苗100克;点心:豆沙包50克,柑橘150克。

晚餐:米饭(大米)100克;炒菠菜:菠菜150克。茄汁大排:番茄100克,大排100克。紫菜虾米汤:紫菜10克,虾米10克。烹调用油30克,食糖10克,食盐及调味品适量。

钙是建造骨和牙齿,并维持其结构完整的基本元素。它还是促进血液凝固的重要物质,参与肌肉运动及其他重要的代谢活动。有些准妈妈到最后这段时间担心补钙会造成胎儿颅骨过硬不好生,就停止了补钙,这是错误的观念。

孕晚期补铁也要继续,怀孕后对铁的需要量增高,血容量的增加需要提供铁,孕期铁储备充足以补偿分娩时失血造成损失;另外用于胎儿生长发育过程中血液和肌肉组织,还在肝脏内储存一定量的铁,以备出生后消耗,这是因为无

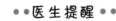

•• 医生提醒 ••

胎儿骨骼中的钙90%在妊娠晚期3个月内积聚,其中50%是在妊娠最后一个月积聚,故孕晚期钙的日需要量应是有增无减。

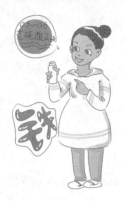

论母乳或牛乳铁均很少,产后半年婴儿基本消耗自身储存的铁。

由此可见,孕晚期营养是何等的重要。根据孕期孕妇生理需要及孕晚期胎儿生长发育的特点,科学地调节饮食,合理加强营养。

孕晚期营养素供给量:根据孕晚期准妈妈及胎宝宝生理特征以及对营养素需要状况,我国营养学会推荐了孕晚期妇女每日营养素供给量。

孕晚期妇女每日营养素供给量

种类	能量	种类	能量
热能	2500Kcal	维生素 C	100mg
钙	1500mg	维生素 D	$10\mu g$
铁	28mg	维生素 PP	18mg
锌	20mg	维生素 E	12mg
蛋白质	95g	叶酸	$800\mu g$
维生素 B_1	1.8mg	视黄醇	$1000\mu g$
维生素 B_2	1.8mg		

 2. 孕晚期饮食宜知

结合孕晚期的营养特点,应在孕中期饮食的基础上,进行相应的调整。

首先应增加蛋白质的摄入,此期是蛋白质在体内储存相对多的时期,其中胎儿约存留170克,母体存留约为375克,这要求孕妇膳食蛋白质供给比未孕时增加25克,应多摄入动物性食物和大豆类食物。

其次,应供给充足的必需脂肪酸,此期是胎儿大脑细胞增值的高峰,需要提供充足的必需脂肪酸如花生四烯酸,以满足大脑发育所需,多吃海鱼可利于DHA的供给。

同时还应增加钙和铁的摄入。胎儿体内的钙一半以上是在孕后期贮存的,孕妇应每日摄入1500毫克的钙,同时补充适量的维生素D。胎儿的肝脏在此期以每天5毫克的速度贮存铁,直至出生时达到300~400

毫克的铁质,孕妇应每天摄入铁达到 28 毫克,且应多摄入来自于动物性食品的血色素型的铁。孕妇应经常摄取奶类、鱼和豆制品,最好将小鱼炸酥或用醋制后连骨吃,饮用排骨汤。虾皮含钙丰富,汤中可放入少许;动物的肝脏和血液含铁量很高,利用率高,应经常选用。

摄入充足的维生素。孕晚期需要充足的水溶性维生素,尤其是硫胺素,如果缺乏则容易引起呕吐、倦怠,并在分娩时子宫收缩乏力,导致产程延缓。

热能供给量与孕中期基本相同,不需要补充过多,尤其在孕晚期最后 1 个月,要适当限制饱和脂肪、糖、盐和碳水化合物的摄入,以免胎儿过大,影响顺利分娩。

3. 准妈妈早餐宜吃什么

众所周知,孕妇孕期营养很重要。但一天中最重要的还是早餐,早餐吃好了,准妈妈会有一个好的营养来度过一整天。

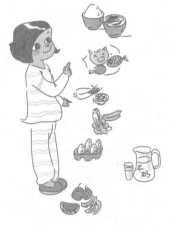

那么准妈妈的早餐应该吃什么有营养呢? 其实也就是要求准妈妈重视食养,做到营养平衡。食养能够为准妈妈提供孕期所需的营养,打好营养基础,强健身体,预防孕期各种常见病症。准妈妈的早餐应要做到营养全面,科学摄取各方面的营养物质,满足自身和胎儿的营养需要。

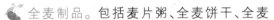

全麦制品。包括麦片粥、全麦饼干、全麦面包等。准妈妈要选择天然的、没有任何糖类或其他添加成分在里面的麦片,同时可以按照自己的喜好加一些花生米、葡萄干或是蜂蜜。全麦面包可以保证每天 20～35 克纤维的摄入量。同时,全麦面包还可以提供丰富的铁和锌。

奶、豆制品。孕晚期准妈妈每天应该摄取大约 1500 毫克的钙,奶、豆制品富含钙和蛋白质,有助于胃肠道健康。

水果。水果种类很多,柑橘富含维生素 C、叶酸和大量的纤维,可以帮助准妈妈保持体力,防止因缺水造成的疲劳。

瘦肉。因为瘦肉富含铁,并且易于被人体吸收。铁在人体血液转运氧气和红细胞合成的过程中起着不可替代的作用,怀孕时孕妇血液总量会增加,以保证能够通过血液供给胎儿足够的营养,因此孕妇对铁的需要就会成倍地增加。

蔬菜。颜色深的蔬菜往往意味着维生素含量高。甘蓝是很好的钙来源;

花椰菜富含钙和叶酸,有大量的纤维和抵抗疾病的抗氧化剂,还有助于其他绿色蔬菜中铁的吸收。

不管是吃什么,人体都是遵循着新陈代谢的过程。早晨是我们人体新陈代谢最旺盛的时候,也是获取营养素最丰富的时候,不管每天吃什么,最好的时机,就在早晨。据营养学家统计,早晨的第一餐是人体营养素摄取的 50%,如果早餐吃不好或不吃,营养素的 50%也就不见了。

准妈妈处在一个特殊的时期,需要特殊的营养素,好的营养要从早晨第一餐开始。

4. 临产应保证足够营养

到了第 10 个月,准妈妈便进入了一个收获"季节"。这时候,保证足够的营养,不仅可以供应宝宝生长发育的需要,还可以满足自身子宫和乳房增大、血容量增多

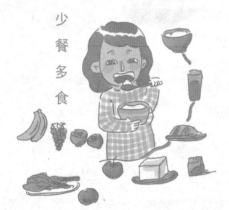

以及其他内脏器官变化所需求的"额外"负担。如果营养不足,不仅所生的婴儿常常比较小,而且准妈妈自身也容易发生贫血、骨质软化等营养不良症,这些病症会直接影响临产时的正常子宫收缩,容易发生难产。

准妈妈应坚持少吃多餐的饮食原则。因为此时准妈妈胃肠受到了压迫,可能会有便秘或腹泻。所以,一定要增加进餐的次数,每次少吃一些,而且应吃一些容易消化的食物。越是接近临产,就愈应多吃些含铁质的蔬菜,如紫菜、芹菜、海带、黑木耳等。

5. 准妈妈分娩前的饮食禁忌

忌饥饿。临产前,由于紧张或错误的认识,有的孕妈咪觉得还是空着肚子分娩好,这是错误的。因为孕妈妈分娩时会消耗大量的体力。若临产前进食不好,可能会再分娩时没力气,从而导致滞产、产程延长。

忌吃不易消化的食物。孕妈咪在临产前不宜食用难于消化的食物,如油腻食品等,否则会增加胃肠负担,不仅对分娩无益,还会造成难产等问题。

6. 产程中宜吃什么

第一产程当中,可以选择宫缩间隙比较长的时候,正常进食;当宫缩时间间隔变得很短,并且宫缩强度已经大到疼得忍不住的时候,只能在两次阵痛的空隙进食。进入第二产程后,多数准妈妈不愿进食,此时可适当喝点果汁或菜汤,以补充因出汗而丧失的水分。由于第二产程需要准妈妈不断用力,应进食高能量、易消化的食物,如牛奶、功能饮料、巧克力等。如果实在无法进食时,也可通过输入葡萄糖、维生素来补充能量,但是在助产士或医生操作的时候不宜进食。第三产程一般不超过 30 分钟,通常不会让妈咪吃任何东西。

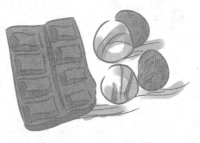

甜甜的高热量:巧克力、蛋糕、甜味的孕妇奶粉等高热量的食物都能为体力消耗提供充足的能量补充。这些食物含糖量较高,可以快速提供能量,为产妇加油。

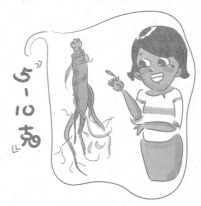

易消化的能量:粥、米汤、小馒头、面包片等易消化吸收的食物,由于吃起来还比较方便,如果有食欲的话,在阵痛的间隙也可以适量地吃一点。可以相对持续地提供能量。

可以喝的能量:氨基酸饮料及参汤之类的食物,有一定的提神助力的作用,对于较长时间挣扎后,筋疲力尽的产妇,是能提供即时的精力补充的。一般能在 20 分钟后到半小时左右开始显现效果。

孕产小知识

助产大力士——巧克力

巧克力营养丰富,含有大量的优质碳水化合物,而且能在很短时间内被人体消化吸收和利用,产生大量的热能,供人体消耗。而且巧克力香甜可口,吃起来也很方便。产妇只要在临产前吃一两块巧克力,就能满足在分娩过程中热量消耗。

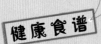
适宜孕晚期准妈妈的健康菜谱

健康牛肉烩

原料 西兰花 250 克,牛里脊 150 克,洋葱、玉米油、黑胡椒、红酒、红糖、酱油、盐、鸡精适量。

做法 牛肉切小片用红酒、红糖、酱油、鸡精、少量盐和黑胡椒腌 30 分钟;用少量玉米油和洋葱炝锅(热锅凉油),放入牛肉、西兰花;待牛肉变色,加入适量腌牛肉的调料,翻炒均匀即可出锅。

营养点评 西兰花有丰富的维生素 A 和 β-胡萝卜素;牛肉蛋白质含量丰富,含有的大量血红素铁更是对抗缺铁性贫血的佳品。

清爽金针汤

原料 金针菇 200 克,虾皮 50 克,鸡蛋 1 个,紫菜、细姜丝、盐、鸡精、香油适量。

做法 金针菇洗净焯水捞出空干水分;锅内放入适量的水,水开后放入细姜丝,煮出香味后加入焯好的金针菇、紫菜、虾皮,出锅前加入适量的竹盐、鸡精或蘑菇精,再打入蛋花即可。

营养点评 虾皮含钙量高,金针菇富含赖氨酸、锌,能促进智力发展和健脑的作用。清清淡淡一碗汤,却已经蕴含了这个阶段的你所需要的全部营养啦!

鸭血豆腐汤

原料 鸭血 50 克、豆腐 100 克,香菜、高汤、盐、葱末、淀粉、胡椒粉等。

做法 先将鸭血清水洗净,切成 1 厘米见方的块。豆腐同样切成 1 厘米见方的块,分别放入开水同焯一下,捞出控净水。

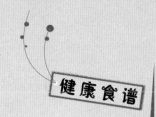

汤锅置火上,倒入高汤烧开。放鸭血块、豆腐块,煮至豆腐漂起。加入盐、味精、葱末、胡椒粉,以淀粉勾薄芡。待汤再开,起锅盛入汤碗内,最后淋入香油,撒上香菜叶即可。

营养点评　豆腐是补钙高手,鸭血能满足孕妈咪对铁质的需要。酸辣口味不仅能调动妈咪的胃口,还能促进钙质的吸收。

双耳牡蛎汤

原料　水发木耳、牡蛎各 100 克,水发银耳 50 克,高汤 500克,料酒、葱姜汁、精盐、鸡精、味精、醋、胡椒粉适量。

做法　将木耳、银耳撕成小块。牡蛎入沸水锅中焯一下捞出。另在锅内加高汤烧热,放入木耳、银耳、料酒、葱姜汁、鸡精煮约 15 分钟。下入焯好的牡蛎,加入精盐、醋煮熟,加入味精、胡椒粉调匀,出锅装碗即成。

营养点评　木耳、银耳均富含钙、铁,牡蛎锌的含量非常丰富,也是补钙的最好食品之一。三者组共同烹成菜,是孕妇补锌、钙、铁的一款美味汤菜。

银鱼豆芽

原料　银鱼 20 克,黄豆芽 300 克,鲜豌豆 50 克,胡萝卜丝50 克。

做法　银鱼焯水,沥干,豌豆煮熟;炒锅加油,葱花爆香,炒黄豆芽、银鱼及胡萝卜丝;略炒后加入煮熟的豌豆,可调成糖醋味。

营养点评　银鱼含钙丰富,豆类也是植物中含丰富钙的食品,胡萝卜中有大量维生素 A。红、黄、绿、白四色相间,定会令孕妈咪胃口大开。孕晚期孕妈咪对钙的需求量很大,每天应摄取1550 毫克钙。如果发生缺钙,除了孕妈妈会感到不适外,婴儿在出生后牙齿容易坏掉,严重时导致先天性佝偻病。

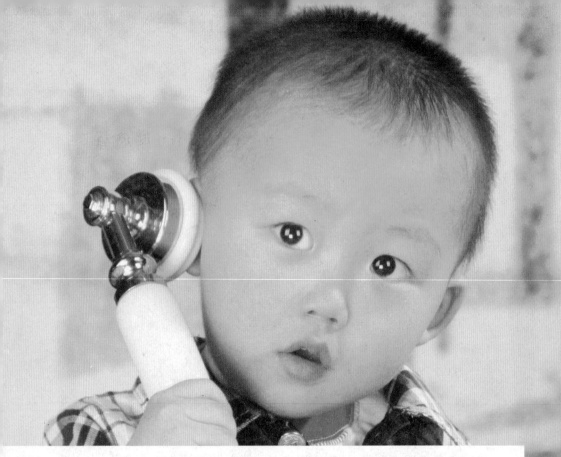

part 3 优生优育

孕晚期的准爸爸准妈妈们都怀着激动的心情迎接宝宝的降临,这一时期也是胎宝宝发育的最后时期,准妈妈们切不可掉以轻心,时刻关注自身各种变化,熟悉分娩过程,做好各种准备,迎接可爱的宝宝吧。

1. 宜知道孕晚期要进行的特殊检查

(1) 血型抗体效价检查

凡孕妇血型为 O 型,丈夫非 O 型者,查 ABO 血型抗体效价,从孕 16 周时开始检查,正常者,要在 28～30 周复查,异常者可根据情况每 2～4 周复查。

凡孕妇 Rh 血型阴性、丈夫 Rh 阳性者,查 Rh 血型抗体效价(抗体基础水平);

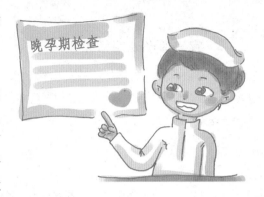

正常者于孕 28～30 周再次测定,以后每 2～4 周复查。

(2) 糖耐量试验

如果有的准妈妈在 24～28 周 GCT 筛查血糖大于 7.8 毫摩耳/升,但糖耐量试验无异常,而同时又具有妊娠期糖尿病的高危因素:年龄大于 28 岁,父母有糖尿病多年,肥胖,有过不明原因的自然流产史或死胎史,建议在 32 周左右再复查一次糖耐量试验,来确定是否发生妊娠期糖尿病。

(3) 胎心监护

从 34 周开始就要定期做胎心监护了。以了解胎儿在宫内的安危,及时发现胎宝宝是否在宫内缺氧,如果你是高危孕妈妈,在 32 周就要开始这项检查了。

(4) B 超检查

孕晚期准妈妈们 B 超检查的次数会根据检查情况而定。目前还没有证据证明超声波对胎宝宝的不良影响,准妈妈们不要担心。

孕晚期准妈妈们 B 超检查的次数

❀ 孕 28～32 周:必要时行四维 B 超检查排除胎儿体表畸形。

❀ 足月妊娠或分娩前有助于决定分娩时间及分娩方式。

❀ 高危孕妈妈及有特殊情况时,应增加检查次数。

❀ 孕周大于 41 周仍未临产者,建议每四天做一次 B 超。

(5) 产道检查

很多孕妈妈对"内诊"都会十分紧张,但对打算顺产的准妈妈是必不可少的,医生需要了解你的内产道情况,根据是否存在骨盆狭窄来选择分娩方式。所以最好在检查时准妈妈能够放松全身,这样可以使检查更准确。

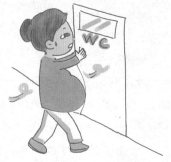

2. 宜知道孕晚期常见不适症状

进入孕晚期后,由于内分泌变化和膨大子宫的压迫,会出现一些不舒服的症状。如果不太严重的话,是属于孕晚期反应,可以采取一些措施予以缓解,但如无缓解应立即去医院就诊。

孕晚期常见不适症状

症　状	不适表现	处理方法
牙龈出血	刷牙后更明显	进食后用牙刷彻底清洁牙齿;服用维生素
气喘	用力做事或讲话时感到透不过气	多休息;睡觉时多加一个枕头,严重时应就诊
胃灼痛	胸部中央有强烈的烧灼性疼痛	避免吃大量谷类、豆类或油煎的食物;晚上饮一杯温热的牛奶;多用一个软垫把头垫高;在医生指导下服用治疗胃酸过多的药物
痛性痉挛	常发生在夜间,由于伸腿伴脚尖向下的动作而激起发作,多见小腿肚和脚部肌肉发生痛性收缩	按摩发生痉挛的小腿肚或脚;走一走,活动一下;服用钙片及维生素 D
尿频	频繁如厕	傍晚时少喝水;若感觉排尿疼痛,可能有感染,要就诊

3. 宜正确应对妊娠期高血压疾病

妊娠期高血压疾病主要表现为妊娠 20 周以后血压升高,大于 140/90 毫米汞柱,可伴蛋白尿和(或)水肿。妊娠期高血压疾病,往往可发生肾功能障碍、胎盘早剥、胎儿宫内发育迟缓、胎儿窘迫等母婴并发症。治疗妊娠期高血压疾病的目的和原则是争取母体可完全恢复健康,胎儿生后可存活,以对母儿影响最小的方式终止妊娠。

(1) 一定要按预约看门诊

30 周以后应每周检查一次,直至分娩为止。如果有头晕、恶心、呕吐、阴道出

146

血等情况,应随时马上去医院检查。重度的孕妇必须住院治疗。

(2) 做好孕期保健

实行产前检查,做好孕期保健。在妊娠36周以后,应每周观察血压及体重的变化、有无蛋白尿及头晕等自觉症状。

(3) 建立信心,积极配合治疗

有些准妈妈担心疾病用药会造成胎儿发育不正常或畸形,由此而产生紧张、焦虑、恐惧等系列复杂、矛盾的负性心理,常表现为拒绝用药治疗、情绪不稳定、易激动或沉默不语等情绪。这会不利于妊娠期高血压疾病的治疗。因此,好的心态也是治疗效果的关键。

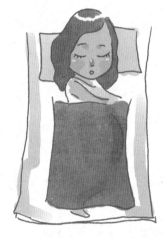

(4) 充分休息,左侧卧位

休息对于妊娠期高血压疾病患者极为重要,每天应有不少于10小时的睡眠。如准妈妈长时间左侧卧位有困难,平卧时可在右臀部垫以靠垫枕头或棉被等,使其向左倾斜,同样也能起到左侧卧位的效果。住院后要保持病房安静、光线不宜过强,亲戚朋友不宜探视,以保证充足的休息和睡眠。

(5) 子痫患者应适时终止妊娠

出现以下情况时,子痫患者应考虑适时终止妊娠。

❀ 重度子痫前期患者积极治疗24～48小时仍无明显改善者。

❀ 重度子痫前期患者已超过34周。

❀ 重度子痫前期妊龄不足34周,胎盘功能减退,胎儿已经成熟。

❀ 重度子痫前期妊龄不足34周,胎盘功能减退,胎儿未成熟,可用地塞米松促胎儿肺成熟后终止妊娠。

❀ 子痫控制后2小时可考虑终止妊娠。

4. 宜重视妊娠期糖尿病的危害

妊娠期糖尿病是指在妊娠期发生或首次发现的糖尿病。随着孕周的增加,胎盘分泌的胎盘泌乳素、催乳素、糖皮质激素、孕激素等激素逐渐增高。这些激素在外周组织中有较强的拮抗胰岛素功能,导致胰岛素敏感性降低。为了维持妊娠期糖代谢的平衡,孕妇胰岛细胞增生、肥大,胰岛素分泌增加。与非孕期相比,胰岛素分泌量增加2~3倍,餐后胰岛素代偿性分泌增加更明显。上述变化出现在妊娠24~28周,妊娠32~34周达高峰。如果该阶段孕妇胰岛细胞不能代偿性分泌较多的胰岛素,将会导致糖代谢紊乱,出现妊娠期糖尿病。

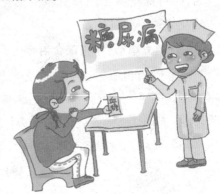

无论是对准妈妈还是对胎儿,糖尿病都会产生不良的影响。孕妇患了糖尿病,妊娠高血压疾病、流产率、尿路感染的几率都可能比普通孕妇高很多,还可能出现羊水过多、产后出血、孕产妇死亡率增高等。不仅如此,患有妊娠糖尿病的孕妇产后5~16年,有17%～63%将发展为2型糖尿病。

❋ 由于糖尿病导致的羊水过多,容易出现胎膜早破、早产的情况。

❋ 同时合并妊娠高血压的几率是普通孕妇的4~8倍,比较容易发生妊娠子痫。

❋ 严重者微细血管容易出现病变,会影响到眼睛、肾脏和心脏。

❋ 发生呼吸道感染、泌尿生殖系感染和真菌的感染的机会也有所增加。

❋ 由于血糖高,会刺激胎儿自身胰岛素分泌过盛,使发生巨大儿的可能性就会加大。难产的危险也就随之加大,甚至需要剖宫产。

❋ 有巨大儿的"糖妈妈",产后出血风险也大大增加。

温馨小贴士:

妊娠期糖尿病对胎儿的危害主要有:

1.出现发育异常、宫内发育受限、先天性畸形率高,多为神经系统、心血管系统和消化系统的畸形。

2.巨大儿是其最常见的并发症,使分娩时发生肩难产、臂丛神经损伤、脑瘫等。

3.妊娠期糖尿病患者早产、死胎的发生率高,胎儿出生后,易发生新生儿低血糖。

4.胎儿肺泡表面活性物质不足,易发生新生儿呼吸窘迫综合征。

5. 准妈妈宜防止下肢静脉曲张

怀孕期间,女性的下肢和外阴部静脉曲张是常见的现象,静脉曲张往往随着妊娠月份的增加而逐渐加重,越是妊娠晚期,静脉曲张越厉害,经产妇比初产妇更为常见而且严重。这是因为,妊娠时子宫和卵巢的血容量增加,以致下肢静脉回流受到影响;增大的子宫压迫盆腔内静脉,阻碍下肢静脉的血液回流。此外,如果孕妇久坐久站,势必加重阻碍下肢静脉的血液回流,使静脉曲张更为严重。

静脉曲张是可以减轻和预防的。准妈妈应如何预防静脉曲张呢?

穿着弹性袜:最好在白天时都能穿着,现在可买到轻薄柔软舒适,又具适当压力的渐进式医疗型弹性袜。

避免站立不动:踏踏步或动动脚趾头,都可启动肌肉,促进血液回流。

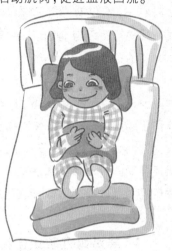

避免长时间静坐:坐时两腿避免交叠,以免阻碍静脉的回流。尽早治疗已发生的静脉曲张,避免静脉膜瓣继续破坏下去,停止静脉曲张的恶化。

多走动:可促进血液循环、代谢废物的排泄。

避免高温:高温易使血管扩张。

避免过度肥胖。

在不影响舒适性的范围内,睡觉时将脚稍微垫高。

6. 准妈妈宜防止痔疮

孕期容易发生痔疮或使原有痔疮加重,给准妈妈们带来很大困扰,如果能养成好的生活习惯,并注意孕期保健,痔疮是可以预防的。

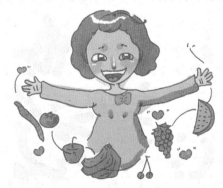

(1) 生活有规律

每天定时排便,保持大便通畅。不要当有便意时忍着不去大便,因为这可以引起习惯性便秘。排便时蹲厕时间过长,或看报纸、或过分用力,这些都是不良的排便习惯,应予纠正。经常清洗肛门,并要保持干燥,饮食以清淡为主,避免辛辣刺激性食物,多吃蔬菜水果,如西瓜、香蕉、番茄等都

有润肠的作用。晨起喝1杯凉开水能刺激胃肠运动,预防便秘。另外,晨起参加多

种体育活动,如跑步、做操、打太极拳等都可以预防便秘。

(2) 注意孕期保健

妇女妊娠后可致腹压增高,特别是妊娠后期,下腔静脉受日益膨大的子宫压迫,直接影响痔静脉的回流,容易诱发痔疮,此种情况在胎位不正时尤为明显。因此怀孕期间应定时去医院复查,遇到胎位不正时,应及时纠正,不仅有益于孕期保健,对于预防痔疮及其他肛门疾病,也有一定的益处。

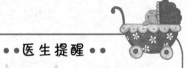

••医生提醒••

妊娠后期患痔疮,不严重者先不用治疗,等产后再治疗,因为产后随腹压的降低,静脉回流障碍的解除,体内孕激素含量逐渐降低,痔核一般会在 4 个月内缩小或萎缩。

另外,怀孕妇女一般活动量相对减少,引起胃肠功能减弱,粪便停留于肠腔,粪便中的水分被重吸收,引起大便干燥,诱发痔疮。因此怀孕期间应适当增加活动。避免久站、久坐,并注意保持大便的通畅,每次大便后用温水熏洗肛门局部,改善肛门局部血液循环,对于预防痔疮是十分有益的。

7. 准妈妈宜防止便秘

孕妇是便秘的高发人群之一,这是由于肠管平滑肌正常张力和肠蠕动减弱,腹壁肌肉收缩功能降低,加上饮食失调,如食物过于精细或偏食,食入的粗纤维过少,或饮水过少以及运动量不够等因素所致。加上到妊娠晚期,增大的子宫和胎儿先露部压迫直肠,导致排便更加困难。孕妇便秘可危及母婴双方的健康,甚至会导致流产、早产,因此需要采取积极的预防措施。

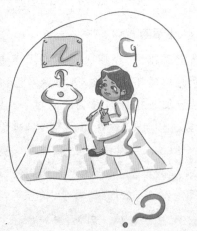

将一根香蕉、一小块木瓜、一袋250毫升的牛奶放入食品加工机,加工成牛奶水果饮料。其中香蕉是通便润肠的佳品。木瓜富含蛋白质、维生素、矿物质等多种营养素,其中特有的木瓜酵素可帮助消化,防治便秘。孕妇每天饮用1～2杯,美容、排便的效果都很好。

还可以根据自己的身体情况尝试其他方法,如每天早晨空腹喝一些凉白开水或蜂蜜水;平时多吃一点粗粮,如煮玉米等。

需要注意的是准妈妈不能随便用泻药,像番泻叶、酚酞这样的刺激性泻剂会引起子宫收缩,严重时会导致流产。液体石蜡之类的润滑性泻剂会使孕妇减少对脂溶性维生素(维生素 A、D、E、K)的吸收。因此,孕妇应在调整饮食起居的基础上防治便秘,并慎重选择泻剂。

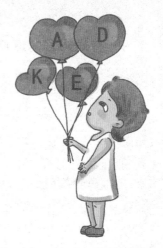

另外,准妈妈应养成每天步行半小时的习惯,穿合脚的鞋子,不穿高跟鞋或高筒靴。

8. 准妈妈孕晚期宜自己做好胎动计数

用数胎动来监测胎儿宫内是否存在缺氧情况是被广泛应用的孕妇自我监护方法。因为当胎儿出现危象时,胎动减少要比胎心消失早 24 小时左右,及时发现,采取措施,常能挽救胎儿。

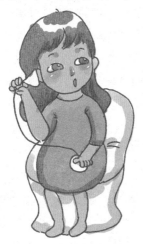

数胎动的方法很简单,要求准妈妈每日早中晚固定一个时间数 3 次胎动,每次一小时,把 3 次胎动数相加乘以 4,30 次或 30 次以上为正常,小于 20 次提示胎儿有异常,小于 10 次则提示宫内明显缺氧。胎动明显减少或明显增加,都应立即去医院就诊。

胎儿每天的活动情况不一样,有的时候胎儿是白天动得多、晚上动得少,有的时候却正好相反,因此只要每天总的结果差不多就可以了。但如果两天里的结果差异比较大,尤其是胎动频率减少了 50％以上,就该引起重视并尽快到医院检查。另外,计算胎动的时候要注意,一段比较集中的时间内胎儿打嗝或是伸胳膊踢腿等活动算一次胎动。有的孕妇在遇到这种情况时数胎动可能会出现偏差,因此不要太紧张,多监测一天可能数目就正常了。

温馨小贴士:

促进排便准妈妈可选用的药物有:乳果糖、山梨醇、盐水等渗透性泻剂可增加渗透压,使肠腔内水分聚集增多,使肠道扩张,蠕动加快,促进排便。粪便软化剂和膨胀剂(如麦麸制剂),也是用于治疗孕妇便秘的比较安全的药物。

9. 准妈妈宜知道何时纠正胎位不正

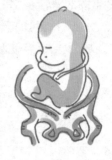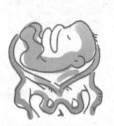

胎儿在子宫内的位置叫胎位。正常的胎位应为胎体纵轴与母体纵轴平行,胎头在骨盆入口处,并俯屈,颏部贴近胸壁,脊柱略前弯,四肢屈曲交叉于胸腹前,整个胎体呈椭圆形。在妊娠中期,胎位可异常,以后多会自动转为枕前位。如在妊娠后期,仍为异常胎位,则称为胎位异常,亦叫"胎位不正"。包括臀位、横位、枕后位、颜面位等。引起胎位不正的原因有子宫发育不良、子宫畸形、骨盆狭小、盆腔肿瘤、胎儿畸形、羊水过多等因素。

胎位正常与否直接关系到分娩是否顺利。分娩属正常生理过程,如能顺其自然从阴道自然分娩,这对胎儿和产妇都有利。因此,如果能在产前及时发现异常胎位并给予纠正,就可减少产妇不必要的痛苦,可变难产为顺产。妊娠28周以前,由于羊水相对较多,胎宝宝又比较小,在子宫内活动范围较大,所以位置不容易固定。妊娠32周以后,宝宝生长迅速,羊水相对减少,胎位相对固定,因而转成头位的可能性不大。所以胎位不正最合适的纠正时间为孕30～32周之间。纠正胎位的方法较多,下面介绍几种准妈妈在家做的几种方法。

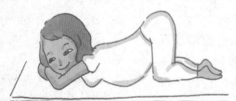

🐻 胸膝卧位:此方法一般用于妊娠30周后,胎位仍为臀位或横位者。孕妇于饭前或进食后2小时,或于早晨起床及晚上睡前做。事前应先排空膀胱,解开裤带,孕妇双膝稍分开(与肩同宽)跪在床上,双膝腘窝成直角,胸肩贴在床上,头歪向一侧,双手下垂于床两旁或放在头的两侧,形成臀部高头部低的位置,两者高低差别越大越好,以使胎儿头顶到母体横膈处,借重心的改变来纠正胎儿方位。每日做2次,开始时每次3～5分钟,以后增至每次10～15分钟。胸膝卧位可使胎臀退出盆腔,增加胎头转为头位机会。

🐻 侧卧位:对于横位或枕后位可采取此方法。侧卧时还可同时向侧卧方向轻轻抚摸腹壁,每日2次,每次15～20分钟,也可在睡眠中注意侧卧姿势。

🐻 用艾条灸"至阴穴":此方法可配合胸膝卧位,同时做。孕妇可自己做,或由家人协助,用点燃的艾条熏至阴穴(即双侧脚小趾外侧缘),每日2次,每次10分钟左右。

准妈妈在做胎位不正纠正操时一定不要过于勉强，以自己的身体感觉为准，如有不适，请立即停止。

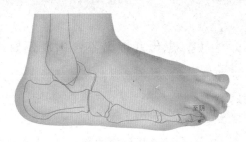

10. 准妈妈宜检查骨盆

胎儿娩出母体时通过的通道称为"产道"。产道又可分为软产道和骨产道。其中子宫颈、阴道及外阴部，由肌层组成的柔软部分，称为软产道，而骨盆则构成骨产道。由于骨盆是由骨头构成，不具有肌层的伸缩性，故骨盆的大小和形状在分娩时不会有明显的改变，因此，分娩能否顺利进行，同骨盆的大小形态密切相关，产前检查时一定要进行骨盆测量。

一般来说，高大的女性，骨盆也大，胎儿也较大；瘦小的女性，骨盆也小，胎儿也较小。但并不是说个子高的可以自然分娩，个子小的就没有自然分娩的机会。什么都是相对的，主要看胎儿大小与骨盆径线以及形状是不是相称。比如骨盆形态虽正常，但径线短，也可能发生难产现象；相反，骨盆即使异常，但径线长，分娩也不一定有困难。所以在分娩前对骨盆进行详细检查是很重要的。正式分娩前，就诊的医生会根据每位准妈妈骨盆测量的数值，以及胎儿足月发育大小，综合考虑来决定是否有试产的机会。

有些准妈妈对于医生是如何进行骨盆测量，以及各经线值感到很困惑，其实这是产科医生要做的事情，准妈妈可以大体了解一下。

（1）骨盆外测量

骨盆外测量各径线＜正常值 2 厘米或以上为均小骨盆；骶耻外径＜18 厘米为扁平骨盆。坐骨结节间径＜8 厘米，耻骨弓角度＜90°，为漏斗型骨盆。还有偏斜骨盆等异常形态的骨盆。

（2）骨盆内测量

分娩前一般要进行一次骨盆内测量。也就是有些准妈妈俗称的"内诊"。对角径＜11.5 厘米，骶岬突出为骨盆入口平面狭窄，属扁平骨盆。中骨盆平面狭窄及骨盆出口平面狭窄往往同时存在，应测量骶骨前面弯度坐骨棘间径、坐骨切迹宽度（即骶棘韧带宽度）。若坐骨棘间径＜10 厘米，坐骨切迹宽度＜2 横指，为中骨盆平面狭窄。若坐骨结节间径＜8 厘米，应测量出口后矢状径及检查骶尾关节活动度，估计骨盆出口平面的狭窄程度。若坐骨结节间径与出口后矢状径之和＜15 厘米，为骨盆出口平面狭窄。

11. 患母儿血型不合的准妈妈产前宜知

准妈妈应于预产期前二周提前入院。患有母儿血型不合的准妈妈,妊娠越近预产期,抗体产生越多,对胎婴儿的危害也越大。原则为既防止死胎,又防止因过早终止妊娠发生早产死亡。

一般采取自然分娩的原则,有产科指征才行剖宫产。临产后尽量缩短第二产程,分娩后立即断脐以减少抗体进入新生儿体内。保留脐带 6 厘米以 1∶1000 呋喃西林纱布包裹,外套消毒塑料袋,以备插管换血用。胎盘端脐静脉采血,作血型、血常规、血细胞比容、网织细胞、有核红细胞计数等化验检查;另取不凝血 5 毫升做直接 Coombs 试验、抗体释放试验、游离抗体试验。Rh 血型不合者,于产后 72 小时给产妇肌注抗 D 丙种球蛋白 300 微克,以防下一胎发生溶血。

12. 双胞胎准妈妈宜知

怀上双胞胎是令人羡慕的事,但同样是甜蜜的负担。比起一般的准妈妈,怀上双胞胎的准妈妈会出现哪些状况呢,要注意哪些方面呢?

(1) 怀上双胞胎可能出现情况

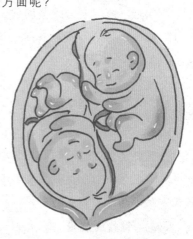

高血压。多胞胎的准妈妈在怀孕过程出现高血压的几率要比单胎高。

双胎输血综合征。双胎妊娠的胎盘可能会有血管交通支,这可能会导致一个宝宝获得的血液过多,而另一个过少,对两个胎儿均不利,严重者两个胎儿都有生命危险。

早产。双胎妊娠子宫过度膨大,出现胎膜早破、早产的可能性要大于单胎。每日定时左侧卧位休息可减少子宫血流量,减少膨胀子宫对子宫颈的压力,因而有利于胎儿发育,预防早产。

剖腹产。超过 50% 怀有双胞胎的准妈妈要进行剖腹产,尤其是胎位异常的情况。对于要生产双胞胎或多胞胎来说,剖腹产是相对安全的方式。

产后出血。子宫肌肉受到过度牵拉,胎儿娩出后子宫收缩力相对减弱,发生产后出血风险加大。

(2) 怀上双胞胎需要做些什么

🐻 **均衡饮食**：相对于单胞胎孕妇,怀双胞胎的准妈妈每天应额外多摄取300大卡的热量。除了日常生活多摄取绿色蔬菜外,还须额外补充叶酸、铁剂等。做到均衡饮食,少食多餐,才能满足两个宝宝的生长发育。

🐻 **限制活动量**：两个胎儿同时在子宫内发育成长,会使子宫过度膨胀,早产较为常见,尤其是在不注意休息时。因此,日常生活的活动量必须有所限制,尽量多卧床休息,少提重物,尤其是在怀孕中期后随时都有早产的可能。

🐻 **定期产检**：双胎妊娠属于高危妊娠范畴,因此必须更加重视定期产前检查。特别是血压及尿蛋白的检测,是评估是否患妊娠高血压的依据,平时应该多注意。

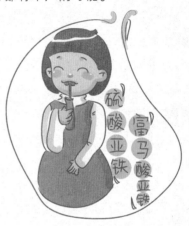

🐻 **防治贫血**：孕妇一般都有生理性贫血,在双胎妊娠时更为突出。可多食含铁较多的动物性食物如猪肝和其他动物内脏,蔬菜中的白菜、芹菜等。但不要多吃菠菜,因为菠菜中的鞣质会妨碍铁的吸收。此外,补充适量铁剂是非常必要的。

🐻 **注意休息及早住院待产**：双胎的子宫增大比单胎要迅速和明显,特别是在孕24周以后,尤为迅速。在孕晚期很容易产生心慌、呼吸不畅、下肢浮肿及静脉曲张等压迫症状,发生胎膜早破,胎盘早剥的风险在孕晚期也增加,故建议双胞胎准妈妈如果没有妊娠并发症,最好在35周后就入院待产。

13. 准妈妈不宜小视孕晚期阴道出血

孕晚期孕妇阴道出血的主要原因是由于胎盘异常,即前置胎盘和胎盘早剥。前置胎盘及胎盘早期剥离是妊娠晚期的严重并发症,有时甚至危及母儿生命。所以一旦出血,必须立即去医院就诊。

(1) 前置胎盘

正常胎盘附着于子宫体的底部、后壁、前壁或侧壁。如果胎盘附着于子宫下段,甚至胎盘边缘达到或覆盖子宫颈内口,其位置低于胎儿先露部者,称为前置胎盘。可分为完全性或中央性、部分性和边缘性前置胎盘。

孕晚期无痛性反复性阴道流血是前置胎盘的主要症状，大量出血时可导致休克发生。其主要依据B超检查来确诊并收入院治疗。如果妊娠不足37周者，应采取期待疗法，卧床休息，等待胎儿生长，在孕36周以前如无大量出血一般不予终止妊娠。

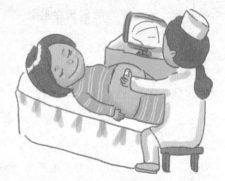

B超检查可以早期诊断前置胎盘，但在孕早、中期检查为前置胎盘时，随妊娠月份增加，胎盘亦可能随之上移至正常位置，此时若无阴道出血，可定期随访胎盘位置即可，如一旦有出血则必须立即去医院就诊，必要时住院观察。孕晚期或临产后，胎盘低置或边缘性前置胎盘的孕妇若阴道出血不多，情况良好时，应严密观察，有时亦可自阴道顺利分娩；如一旦出血增多（一般以超过月经量为准），则应立即行剖宫产，以结束分娩。

（2）胎盘早剥

孕20周后或分娩期，正常位置的胎盘，于胎儿娩出前部分或全部从子宫壁剥离者，称为正常位置胎盘早期剥离，简称胎盘早剥。主要临床表现为阴道流血伴有不同程度的腹痛，严重时可由疼痛及出血导致休克。该病可并发弥散性血管内凝血（DIC）和急性肾功能衰竭。重型胎盘早剥根据临床检查即可确诊；对于轻型者，可通过超声检查协助诊断。

因胎盘早剥危及母儿，一旦确诊，必须立即终止妊娠。对于经产妇一般情况较好或初产妇轻度胎盘早剥，宫口已开大，估计短时间内可迅速分娩者，可以经阴道分娩。胎盘早剥如下情况：重型患者不能在短时间内结束分娩；轻型患者，存在胎儿宫内窘迫；破膜后产程无进展，产妇情况恶化者（不论胎儿存亡与否）均应及时行剖宫产术。

温馨小贴士：

准妈妈如发现腹痛、阴道流血应予以重视，必须入院检查排除胎盘早剥情况，尤其是合并妊娠高血压综合征或者遭遇外伤和发生胎膜早破等情况时，更要小心。

14. 准妈妈宜预防早产

早产是威胁围生期胎儿健康的重大问题。准妈妈在28周以后，37周以前分娩，都归于早产的范围。在此期间出生的体重在1000～2500克，身体各器官未成熟的新生儿，称为早产儿。早产儿死亡原因主要是围生期窒息、颅内出血、畸形。早产儿即使存活，亦多有神经智力发育缺陷，或由于各器官系统发育尚不成熟而产生较多的疾病，其中最常见的是由于肺脏发育不成熟引起的新生儿呼吸窘迫综合征，在产后4～6小时逐渐发生进行性的呼吸困难，直接危及宝宝的生命安全。同时患有如新生儿硬肿、支气管发育不良或新生儿感染的机会也比正常孕周分娩的新生儿增加。

宜注意早产征兆

孕产小知识

早产发生前最常见的征兆是子宫收缩，即有一阵阵腹部紧胀或腰酸的感觉，且宫缩会不断加强，引起规律持续性的下腹痛，还伴有腰背酸痛、少量的阴道流血、阴道有温水样的东西流出等异常情况出现，应及时与医生取得联系，尽早去医院接受检查。

预防早产首要的是准妈妈应定期做产前检查，尽早发现可导致早产的疾病并积极治疗，消除或减轻可能引起早产的原因。准妈妈本身的参与是预防早产的关键，因此建议准妈妈从以下几方面入手：

🐻 治疗生殖道感染：患有生殖道感染疾病时，应该及时请医生诊治。

🐻 避免劳累和外来刺激：孕晚期最好不要长途旅行，避免路途颠簸劳累；不要到人多拥挤的地方去，以免碰到腹部；走路，特别是上、下台阶时，一定要注意一步一步地走稳；不要长时间持续站立或下蹲。

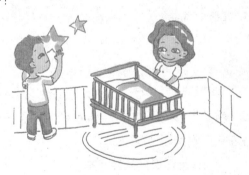

🐻 保持良好生活状态：怀孕期间，孕妇要注意改善生活环境，减轻劳动强度，增加休息时间；孕妇心理压力越大，早产发生率越高，特别是紧张、焦虑和抑郁与早产关系密切。因此，准妈妈要保持心境平和，消除紧张情绪，避免不良精神刺激。

🐻 要摄取合理的充分的营养：孕晚期应多卧床休息，并采取左侧卧位，减少宫腔内向宫颈口的压力。

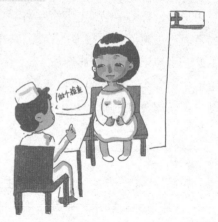

 关注自己的健康：孕妇如果患有心脏病、肾病、糖尿病、高血压等并发症，应积极配合医生治疗；有妊娠高血压综合征、双胞胎或多胎妊娠、前置胎盘、羊水过多症等情况的孕妇，一定要遵医嘱，积极做好自己孕期的保健工作，及时发现异常，并尽早就医。

必要时的处理：前次妊娠因子宫颈松弛而早产者，于孕 16～20 周（在前次早产孕周之前）施行子宫颈环扎术。

15. 准妈妈宜学会应对胎膜早破

所谓胎膜早破是指在临产前胎膜破裂。胎膜早破可引起早产、脐带脱垂及母儿感染。所以准妈妈一定要学会识别胎膜早破，并及时采取适当的措施，减少并发症。

(1) 了解胎膜早破对母儿的影响

对准妈妈的不利影响：破膜后，阴道内的病原微生物易上行感染，一般来说，破膜时间越长，感染机会越大。若突然破膜，有时可引起胎盘早剥；有时可出现羊膜腔感染，发生产后出血；有时常合并胎位异常和头盆不称。

对胎儿的不利影响：脐带脱垂、胎儿窘迫、胎儿及新生儿颅内出血及感染，严重者可导致败血症危及胎儿和新生儿生命。

胎膜早破时常诱发早产，早产儿易发生呼吸窘迫综合征。出生后易发生新生儿吸入性肺炎。

(2) 怎样识别胎膜早破

准妈妈会突然感觉有较多的液体从阴道流出，可混有胎脂及胎粪。流水可多可少，羊水流出较多时，准妈妈往往会以为是排尿，其实破水与排尿不难鉴别。破水后站立体位时羊水流水较多，平卧时减少或停止外流，而且无尿意。羊水流出较少时，有些准妈妈会误以为是白带，白带是有黏性的，而羊水无黏性，因此不可大意。

(3) 怎样预防胎膜早破

要预防胎膜早破的发生，积极地采取一些预防方法是有效的。孕妈妈只要增强自我保护意识，定期做产前检查，发现胎位不正，应及早纠正。重视孕期卫生指导，积极治疗阴道炎，不能因为害怕药物影响胎儿而不治疗，因为有时阴道炎对胎

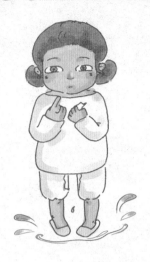

儿的影响可能会大于药物。子宫颈口松弛者,可在孕中期进行手术缝合。在整个怀孕期间要避免重体力劳动,防止过度疲劳,防止腹部外伤或受到冲击,尽量减少性交次数或禁止性交。重视孕期营养,多吃蔬菜、水果,增加维生素 C 的摄入量。对于预防胎膜早破的发生是有很大的帮助的。

（4）胎膜早破发生后不要慌张

破膜后,准妈妈要保持冷静,不要惊慌失措,马上采取平卧位,如果产前检查发现有胎位不正或胎儿还没有入盆者,应抬高臀部防止脐带脱垂,就诊途中最好也保持这样的体位,减少羊水流出过多。

16. 准父母宜做好分娩前准备

思想准备:分娩临近,孕妇及家属应该及早做好分娩的思想准备,愉快的迎接宝宝的诞生。准爸爸应该给准妈妈充分的关怀和爱护,周围的亲戚、朋友及医务人员也应该给准妈妈充分的支持和帮助,实践证明,思想准备越充分的产妇,难产的发生率就越低。

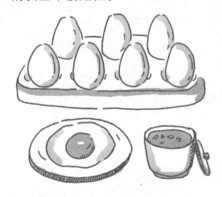

身体准备:预产期前两周随时有发生分娩的可能。分娩前 2 周,孕妇每天都会感到几次不规律的子宫收缩,经过卧床休息,宫缩就会很快消失。这段时间,孕妇需要保持正常的生活和良好的睡眠,吃些营养丰富、容易消化的食物,如牛奶、鸡蛋等,为分娩准备充足的体力。

生活安排:近预产期的孕妇应尽量不外出和旅行,但也不要整天卧床休息,做一些力所能及的轻微运动还是有好处的。

性生活:临产前应绝对禁忌性生活,免得引起胎膜早破和产时感染。

洗澡:孕妇必须注意保持身体的清洁,洗澡时间不要过长,以防昏厥,临产前每天应洗一次澡,至少要清洗一次会阴。

家属照顾:妻子临产期间,丈夫尽量不要外出,夜间要在妻子身边陪护。

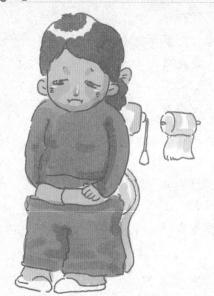

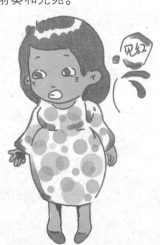

物质准备:分娩所需要的物品都要陆续准备好,要把这些东西归纳在一起,放在家属都知道的地方。这些东西包括:妈妈的用品(内衣裤,洗脸毛巾,卫生纸等),婴儿用品(宝宝的衣物2~3套、纸尿裤、宝宝专用湿纸巾、奶粉、奶瓶、润肤露、婴儿指甲剪、小被子等),此外医保卡、准生证、身份证、孕产妇围产期保健卡等也要放好。

17. 准妈妈宜知道何时住院待产

不少年轻的准爸爸妈妈对分娩感到不安和恐惧,有的未到预产期便匆匆住院待产,给自己和亲属造成了不必要的紧张心理。那准妈妈应该何时入院待产呢?

有下列情况之一,就应立即去医院:

(1) 有规律的宫缩

临产开始的重要标志是有规律且逐渐增强的子宫收缩。这种宫缩无法缓解,每次持续30秒以上,间隔5至6分钟左右。如果你的宫缩持续时间短且不规律,就表示分娩尚未发动,这种假阵痛是开始真正分娩的前奏和先兆。

(2) 阴道见红

在分娩开始前24至48小时,会有"见红"的情况出现。但要提醒你的是,如果出血量过大,就可能是危险征兆,要即刻去医院。

(3) 阴道有水样分泌物流出

阴道有水样分泌物流出,即为通常所说的羊水破了,需要马上去医院待产。

(4) 妊娠到41周

即使没有分娩迹象,也一定要去医院。妊娠超过41周为延期妊娠,需要住院严密监护,根据适应证进行催产素引产,防止过期妊娠发生。

18. 准妈妈宜了解待产环境

在生宝宝前,如果准妈妈们对自己所要待产分娩的病房和产房有一定了解,对缓解紧张恐惧情绪很有帮助。

以笔者工作的医院为例,向准妈妈们讲讲产科大体的布局和设施吧,但最好准妈妈还是要亲自去分娩的医院熟悉熟悉,身临其境的感觉一下。

(1) 大体布局

❀ 产前病房:是准妈妈住院的地方。

❀ 产后病房:生完宝宝后,由产前转入产后病房。

❀ 家庭病房:设有温馨的家庭病房,配有家电,家具和厨房用具,带给孕妇踏实温暖的感觉。

❀ 产房:内设待产室和真正的产房。在准妈妈规律宫缩,宫口开始扩张时由产前病房转入待产室,宫口开全后,上到产床准备分娩小宝宝。

❀ 产科手术室:对于难产、或有合并症和并发症的产妇,需要行剖宫产术者,在产科手术室进行。

(2) 分娩常用设施

❀ 产床:置于产房里,一般一间产房配一张产床,产床上设有利于产妇分娩的支架,有些部位可以抬高和降低,床尾可以去掉。

❀ 胎儿监护仪:可时刻记录下宫缩和胎儿心跳,通过这种仪器可以了解胎儿在子宫里的安危情况。进入待产室和产房后,每位产妇都持续行胎心监护。

❀ 保温台:因为新生儿的热量易于散失,为防止体温降低,有时新生儿出生后放于保温台保暖。

❀ 吸氧设备:宫缩时胎儿的血液和氧气供应都会受到影响,吸氧会使产妇的氧气储备增加,增加对宫缩的耐受能力,对产妇和胎儿都有好处。

❀ 吸引器:新生儿娩出时,第一步就是清理呼吸道,这就需要吸引器吸引,它是产房必备的设备。

❀ 抢救车:用于产妇发生危险,救护时用。

❀ 新生儿复苏设备:包括复苏气囊,气管插管用的设备等,一旦发生新生儿窒息等并发症时应用。

19. 准妈妈宜知道什么是先兆临产

顾名思义,在真正临产前会出现一些先兆,了解先兆临产的一些症状,可使准妈妈们不必为突然出现的状况惊慌,对自己的产期将至能更好地做到忙而不乱,从而安排好自己的作息生活。

先兆临产有 3 种情况:

(1) 假临产

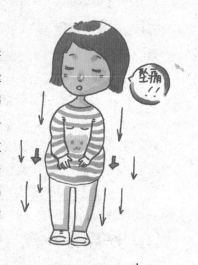

妊娠 37 周以后,预产期即将到来、可出现频繁的宫缩,10 余分钟至 30 分钟时间不等,没有规律性,持续的时间也很短。常在夜间出现,白天减弱或消失。此非真正的临产,但揭示近日内将要分娩。这种宫缩影响睡眠、休息、饮食,且可持续数日,常弄得孕妇精疲力竭,一旦正常临产,往往因潜力耗尽,造成宫缩乏力,滞产及产后出血。故准妈妈出现这类宫缩后不要紧张、注意休息,利用宫缩的间隙时间睡眠,加强营养,以使顺利度过即将来临的分娩期。

(2) 胎儿下降感

多数初孕妇感到上腹部较以前舒服,进食量增多,呼吸轻快。这是胎儿先露部下降进入骨盆入口使宫底下降的缘故。

(3) 见红

因为子宫收缩,宝宝的头开始下坠入盆,胎膜和子宫壁逐渐分离摩擦就会引起血管破裂而出血,则就是俗称的见红。通常是粉红色或是褐色的黏稠液体,或是分泌物中的血丝。一般见红在阵痛前的 24 小时出现,但也有在分娩几天前甚至 1 周前就反复出现见红。如果只是淡淡的血丝,量也不多,准妈妈可以留在家里观察,平时注意不要太过操劳,避免剧烈运动就可以了。如果流出鲜血,超过月经期第 2、3 天的出血量,或者伴有腹痛的感觉,就要马上入院就诊。

20. 准妈妈宜知道什么是临产

10 月怀胎不容易,准妈妈们就盼着分娩这一天的到来,但是预产期不易确定,真正分娩可能提前几天也可能会推后几天,因此了解孕妇临产的知识很重要。临

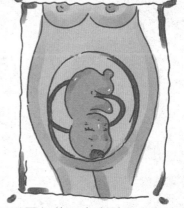

产是分娩的开始。它的主要特点是出现规律性宫缩,持续 30 秒以上,间歇 5～6 分钟,并同时伴有子宫颈管的消失、子宫颈口的扩张和胎儿先露部的下降。准妈妈们常常感觉阵阵腹痛或腰酸、腹坠,第一次生宝宝的准妈妈多经过 1、2 天的假宫缩才临产。

21. 准妈妈宜了解正常分娩的过程

了解认识正常分娩的经过对准妈妈们来说,可以做到心中有数,不会过分的焦虑烦躁,也可以更好的配合产科医生和助产士,顺利的生出宝宝。

一般来讲,分娩分为三个产程。

(1) 第一产程

第一产程是指规律宫缩到宫颈口开全的这段时间。老百姓一般习惯把这个阶段叫做"开骨缝儿"。第一次生宝宝的准妈妈们,不要太着急啊,这个阶段相对是比较漫长一点的,也比较辛苦,大概需要 11～12 小时。

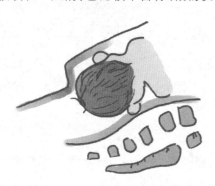

第一产程刚开始时为间隔 5～6 分钟,持续 30 秒的规律宫缩,随着产程进展,子宫收缩的强度会越来越大,持续的时间会越来越长,间歇期会逐渐变短,在这期间产科医生和助产士会通过肛诊或阴道检查来确定宫颈口开大程度和胎儿头部下降的程度,助产人员会以手掌放在准妈妈的腹部触摸,来观察子宫收缩的情况,并作详细记录,血压每 4～6 小时测一次。

饮食方面注意要少量多次饮食,进高热量易消化食物,要多喝水,保证水分充足。临产但没有破膜的准妈妈可以采取自由体位,在室内适当活动。最好每 2～4 小时排尿一次,及时排出大便,但不用灌肠。

(2) 第二产程

第二产程又叫胎儿娩出期,一般不能超过 2 小时。这时子宫收缩增强,持续一分钟左右,间歇 1～2 分钟,准妈妈会有排便感,并不自主向下屏气。助产士和产科医生会指导你如何用力,简单地讲是在宫缩开始时屏气并运用腹压和肛提肌的力

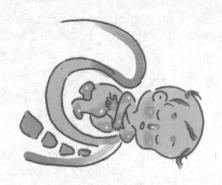

量顺胎儿娩出的方向用力,这时要用长劲,中间切不可懈怠或放松。这需要准妈妈有良好的体力和耐力,并认真体会动作要领,以保证宝宝快点生出来。

第二产程一般来讲时间越短,对宝宝越有利。为了保证宝宝和你的安全,有时需要会阴侧切,不要过分担心。宝宝娩出后,你会感觉很好,一下子觉得很放松,呼吸也顺畅了,在助产人员帮宝宝清理完呼吸道后,你会听到宝宝清脆的啼哭声,你心中会充满了幸福感和成就感。

(3) 第三产程

第三产生又叫胎盘娩出期。大约5~15分钟胎盘就会娩出来了,助产士会帮助你促进子宫收缩,减少出血,胎盘娩出后还要检查一下胎盘是否完整,以免有部分组织会残留在子宫腔里影响子宫收缩。接下来就是缝合会阴,之后还需在产房观察2小时,一切正常就可以和你的宝宝回到病房去了。

 22. 准妈妈分娩宜调整好呼吸

分娩对准妈妈们来说是生命的一个里程碑,也是最激动人心的时刻。但同时也面临着疼痛的巨大考验,分娩时心理及生理上的疼痛常常导致产妇出现肌肉无效紧张,并进一步加重分娩疼痛,延缓产程进展。因此,准妈妈调整好呼吸可减轻产程中不适感。

(1) 第一产程早期

宫缩很轻微,你可以在整个宫缩期间作深的均匀的呼吸。对宫缩不要紧张而应作出欢迎的反应,对每次宫缩都要作均匀而缓慢的呼气。

(2) 第一产程后期

开始呼气,然后在宫缩中进行轻轻的短促呼吸。当宫缩过后深吸一口气松弛一下,以对自己及周围的人作出宫缩已过去的信号。

 23. 分娩时准妈妈应如何用力

宫口开全时准妈妈就可用力了,此时,准妈妈们需要配合阵痛,有意识地施加腹压,这种腹压便称为"使劲"。

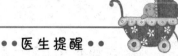

以头胎产妇来说,从子宫口全开开始到胎儿娩出为止,一般不能超过2小时的时间。由此可知,会不会用力、使劲,对生产是否顺利很重要。

分娩的时候,应按医生和护士的指示,交互进行用力及放松。子宫收缩时用力,一次约10秒,如果阵痛持续进行的话,就要继续吸气、用力。收缩停止时,则放松全身的力量,稍微休息。只要休息得当,就能够使得上力,换句话说,用力时间对的话,可以减轻阵痛。因此,用力需配合阵痛。在间歇期,胎儿可以得到很多的氧气,进行能

医生提醒

分娩时用力的步骤:仰卧,双手抓住枕头或床柱,官缩高峰的时候使劲;采取仰卧的姿势做深呼吸,空气吸入胸部后,暂时憋住,然后像排便时一样,向肛门的方向用力;无法再继续憋气时,便开始吐气,接着马上再吸气、用力。

量储存,因此,母体在这时候应尽量放松,而且是越放松越好。

孕产小知识

腹式深呼吸在第一产程的应用

在分娩的第一产程产妇容易焦躁不安,为了稳定情绪,平安度过这一时期,腹式深呼吸是必要的动作,它具有稳定情绪的效果。反复地做,可减弱因子宫收缩而引起的强烈刺激,可松弛产道周围肌肉的紧张,促进子宫口扩张。

方法:两腿放松、张开,膝盖稍微弯曲。两手的拇指张开,其余四指并拢,轻放在下腹部上,围成三角形。两手的拇指约位于肚脐的正下方。深吸气时,使下腹部膨胀般地鼓起。呼气时,使下腹部恢复原状。

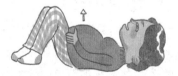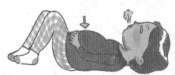

(3) 第一产程和第二产程的过渡阶段

尝试采用最浅表的呼吸喘气,仅用口呼吸,然而不要换气过度,以免身体缺乏二氧化碳。

(4) 第二产程

作深吸气并屏气,使气往下压,使得骨盆底往外膨出,使推力(产力)长而平稳。如宫缩仍强烈,再重复1次,宫缩过后平稳呼吸,放松休息。

24. 准妈妈宜了解待产中的突发情况

当孕期一切顺利,准妈妈们好不容易等到临产,正自信满满的以为可以顺产时,却被通知马上剖宫产,这到底是怎么回事呢?分娩待产是一个过程,在这个过程当中一旦任何发生危及母婴安全的问题,都有可能不能经阴道分娩,而需要剖宫产快速结束分娩过程。常见的有下列情况:

🐻胎儿窘迫:胎心监护显示胎心率明显下降,经吸氧等处理仍未恢复正常,则必须立刻进行剖腹产。

🐻骨盆狭窄或胎儿太大:当子宫颈口开到一定程度就不再继续开了,且胎头也不再下降,产程超过一定时间后,为保护胎儿及产妇的安全,医生会根据情况进行剖宫产。

🐻胎盘早期剥离:待产过程中,产妇突然由阵痛转为持续性疼痛,且阴道大量出血不止或可见血性羊水,即可能发生胎盘早剥,必须立刻进行急症剖宫产,抢救产妇和胎儿。

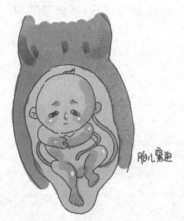

胎儿窘迫

🐻麻醉意外:通常医生会在开二指以上且子宫有规则收缩时,为想实施无痛分娩的准妈妈进行脊椎硬膜外腔麻醉。但是麻醉也可能意外造成准妈妈血压降低、休克,此时只要医生抢救得宜,通常不会有太大问题。

🐻脐带脱垂:大多发生在早期破水、胎头还很高的情形。脐带脱垂会受到胎头压迫,造成脐血供应中断及胎儿声明的危险,因此要立即剖宫产。

🐻羊水栓塞:待产过程中,羊膜细胞、胎膜、胎发等羊水物质穿透子宫内壁血管,顺着血液循环到达肺部,破坏凝血机能,可造成产妇突然大量出血,此病非常凶险,救治不当易致死亡,所幸发生率不是很高。

相信只要准妈妈对生产有足够的认识,再加上勇气以及准爸爸的陪伴,一定能够顺利地度过生产的过程,与爸爸一起体验新生命诞生的喜悦!

25. 不宜草率选择剖宫产

在这个一切讲究速度的时代,剖宫产竟然也成为一些准妈妈喜欢选择的"捷径"。剖宫产是解决某些难产最有效的手段,其特点就是快捷。据估计,仅约有20％的孕妇真正需要剖宫产。而实际上,在我国大中城市中已达50％以上,这其中的一半以上是没有医学指征的,社会因素成为首位剖宫产指征。

很多准妈妈出于对自然分娩的恐惧、担心以及偏见,她们不听从医生建议,自己主动要求剖宫产,认为现代医学技术发达,剖宫产安全系数高,且避免了顺产不下来再行剖宫产,遭受"二茬罪"的风险。还有些准妈妈认为剖宫产的孩子头部不受产道挤压,更聪明。其实,这些观点都是不正确的,随着选择性剖宫产数目越来越多,其危害也日益暴露出来。

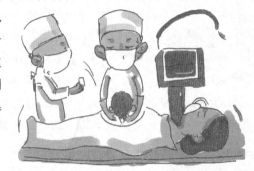

(1) 对孕妇的影响

剖宫产是一种手术,需要麻醉,麻醉意外虽然极少但也有可能,一旦发生就会威胁到生命。手术中出血比自然分娩多,有可能出现手术并发症:如大出血、膀胱及输尿管、肠管的损伤、仰卧位低血压综合征、子宫切除等。术后易出现发热、腹胀、刀口出血、腹壁刀口感染不愈合、血肿、刀口感染、术后尿潴留、肠粘连、导尿管插入时间过长可引起尿路感染等。

剖宫产会给产妇子宫留下永久性的疤痕,这种子宫在医学上称"疤痕子宫"、"疤痕子宫"在两年内再次妊娠容易发生胎盘植入、胎盘粘连,分娩时易发生子宫破裂、胎盘剥离不全,因此剖宫产再次妊娠者一般仍需剖宫产术,第二次手术要比第一次手术困难,更增加了术后并发症的发生机会。

剖宫产者在避孕方面也受一定的限制,避孕失败施行人工流产时容易发生子宫穿孔。

在远期术后复查中,慢性附件炎、月经不调、腰痛等病症的发生率明显高于阴道分娩者,甚至发生腹腔粘连,腹壁刀口子宫内膜异位症等。

剖宫产术后,因怕刀口痛,不能及时下床活动,进而影响了产后身体的恢复及子宫复原。有些产妇因剖宫产后卧床休息时间较长,易形成下肢及盆腔深静脉血栓,如栓子脱落则可引起心肺脑等重要脏器的栓塞而危及生命。

剖宫产恢复起来也没有自然的阴道分娩那么快。通常自然分娩2～4天后即可以出院,剖宫产5～7天刀口才能愈合,且住院时间长,用药多,费用高。

(2) 对宝宝的影响

剖宫产术后不能很快恢复进食,会引起泌乳减少,使哺乳的时间推迟,不能及时给孩子喂奶。

新生儿湿肺发生率增加,因为胎儿在母体中时,肺中有一定的羊水存在。经阴道分娩,由挤压作用被排出呼吸道,而对于剖宫产,胎儿在数秒之内即被取出,胎体得不到挤压,易引发新生儿窒息。剖宫产儿湿肺的发生率为8%,阴道分娩儿湿肺的发生率为1%。

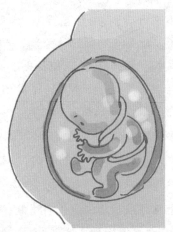

颅内出血、骨折,颜面部的切割伤。还是造成免疫力低,有研究表明,自然分娩的胎儿其IgG与母体水平相当,经剖宫产的新生儿缺乏IgG,机体抵抗能力必然下降,这就增加了患病的概率。

从远期看,剖宫产儿日后易发生"感觉统合失调"。剖宫产不像阴道产儿在限定时间内能顺势通过产道各个平面连续完成衔接、下降、俯屈、内旋转、仰伸等动作。也就是说阴道分娩的过程,胎儿受到宫缩、产道适度的物理张力改变,身体、胸腹有节奏地被挤压,这种刺激信息被外周神经传递到中枢神经,形成有效的组合和反馈处理,使胎儿能以最佳的姿势,最小的径线,最小的阻力顺应产轴曲线而下,最终娩出。而剖宫产属于一种干预性的分娩,绝没有胎儿主动参与,完全是被动地在短时间内被迅速娩出,剖宫产儿未曾适应这些必要的刺激考验,有的就表现为本位感差,日后易发生"感觉统合失调"。

因此,准妈妈要积极参加孕妇学校,了解分娩的生理过程,阴道分娩对母婴的好处及剖宫产对母婴的近远期危害,增加对分娩的正确认识,加强围产保健、孕产期监护,不要盲目选择剖宫产,经阴分娩是大自然赋予每位母亲的权利,无论医学技术如何发展,顺其自然,充分利用人体自身机能,始终是分娩的第一宗旨。

剖宫产主要适应症

	适应症	表现
危及宝宝	血氧含量	降低
	胎儿心率异常	过低或过
	多胎妊娠	
	胎盘及脐带异常	前置胎盘;胎盘早剥;脐带绕颈2周以上;脐带脱垂
	胎儿发育	异常
危及准妈妈	子宫异常	子宫过小、疤痕子宫或子宫畸形
	子宫颈异常	宫颈口过松;孕妇患活动期生殖器疱疹感染
	头盆不称	胎儿头过大,不能通过骨盆;骨盆存在狭窄
	产程过长	如第二产程延长
	胎位不正	臀位;横位;
	高龄产妇	年龄大于40岁
	孕妇处于危急状态	妊娠毒血症,先兆子痫,子痫,高血压

26. 准妈妈宜知晓剖宫产的指征

剖宫产是准妈妈在分娩的过程中,由于孕妇或胎儿的原因,无法使宝宝顺利地自然降生而由医生采取开刀手术取出宝宝的一种方法。其实这已经很清楚,施行剖宫产手术的前提是:孕妇不能自然分娩,胎儿宫内情况紧急不容孕妇自然分娩。

从医学科学的要求来看,临床上对剖宫产有着严格的规定,比如,产妇年龄在35岁以上,身高150厘米以下,胎儿的头过大而产妇盆腔太小或产道狭窄,造成产妇无法自然分娩,以及由于各种原因发生胎儿宫内紧急,等等,符合这些临床指征才可以考虑采取剖宫产取胎。

同时,应该指出的是,剖宫产只能是一种应急措施,它对解决难产、保全胎儿和孕妇的生命是有效的。但其安全性也只是相对而言,对准妈妈产后的身体健康,会带来弊端;因此,对剖宫产手术的选择,无论是医生还是孕妇本人及其家属,都必须慎重,不可随意。

27. 水中分娩忌盲目跟风

水中分娩近年来成为准妈妈选择分娩方式的热门话题,水中分娩虽然有其特有的好处,但并非每个准妈妈都适合,需要根据自身条件谨慎选择,不宜盲目跟风。

水中分娩有较严格的适应人群

怀孕已达 38 周头位(无胎位不正)	没有胎便污染的状况
体重估计小于 3500g	胎心音正常,无胎儿宫内储备不良
没有其他任何的危险因素存在	孕妇骨盆无异常,年龄在 30 岁以下
无妊娠合并症及并发症,如心脏病、高血压病	事先做好筛查,感染性疾病必须全部排除

此外,水中分娩也有一定风险,如母婴可能发生感染、水栓塞、新生儿水吸入等。准妈妈要事先考察开展此项目的医院,看其技术和设备是否过关,因为这并不是像无痛分娩一样的被广泛推广的项目,各家医院水平不一,加上水中分娩对于产妇和胎儿的要求都很高,有部分医院没有采用专业的水中分娩设备,也没有经过专业的操作培训,有可能发生不该出现的意外。

28. 宜避免过期妊娠

妊娠超过预产期 2 周(超过 42 周)称为过期妊娠,发病率为 8%～10%。过期妊娠可导致胎盘老化出现退行性改变,使绒毛间隙血流量明显下降,供应胎儿氧和营养物质减少,使胎儿不再继续生长,羊水量减少,严重时胎儿会因缺氧窒息而死亡,且羊水量过少对分娩不利。

过期妊娠的宝宝中约有 1/4 体重增加,超过 4000 克,成为巨大儿。胎儿过度成熟后颅骨钙化明显,不能变形重叠,再加上胎儿巨大,所以分娩时很难通过狭窄复杂的产道,因而导致妈妈难产的机会大大增加。另一部分过期妊娠由于胎盘老化使胎儿的营养供给受到限制,胎儿不再继续生长发育,而表现得过度成熟,容貌像"小老人":没有胎脂、皮下脂肪减少、皮肤干燥松弛又多皱褶、身体又瘦又长、体重偏轻,这种类型的胎儿非常容易在有宫缩后,在宫内缺氧而死亡。

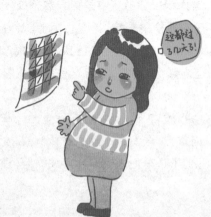

导致过期妊娠的原因

❋ 内源性的促进子宫收缩和抑制子宫收缩有关的激素不平衡：如内源性的前列腺素和雌二醇分泌不足而孕酮水平增高。

❋ 胎头对于宫颈的直接压迫刺激可以诱发分娩，当胎头和准妈妈骨盆不相称时，胎头不能很好地下降入骨盆腔内紧紧贴合宫颈口，从而减少了对子宫刺激所诱发的宫缩。

❋ 与遗传因素有关。

❋ 某些胎儿畸形，如无脑儿等。

准妈妈宜预防过期妊娠，在接近预产期时应到医院进行产前检查，如果超过预产期 2 周仍未出现宫缩，应到医院进一步检查。在有规律产前检查的情况下，通过医生的严密监护和指导，过期妊娠是完全可以避免的。在临床上，大部分过期妊娠都是没有经过正规产检，而在分娩发动或胎儿已死在腹中才来医院治疗，常常为时已晚。

一旦发生过期妊娠，准妈妈一定懂得如何进行自我监测。每日早、中、晚各检测胎动一次，每次 1 小时，3 小时总和乘以 4 得出 12 小时的胎动次数，如果 12 小时总数少于 10 次，提示胎儿缺氧。胎儿正常心率为 120～160 次/分钟，高于或低于此数值都提示胎儿缺氧，异常者可能表示胎儿窘迫，须立即住院。

有了正规的产前检查，对已超过预产期而迟迟不分娩的，医生会对孕妇及胎儿进行评估，如果胎儿巨大、妈妈骨盆较小，阴道分娩有困难或胎盘功能检查显示减退者，就会考虑行选择性剖宫产术；如果胎头和妈妈骨盆相称，宫颈条件好，胎盘功能正常则可在超过预产期一周到 10 天内入院，通过人工的方式引产。应用这些方法以后，宝宝多会在 3 天内娩出，从而避免过期妊娠的发生。

29. 宜正确理解胎盘老化

胎盘老化是指胎盘的作用低落、减退，其结果是造成胎儿缺氧、营养不良、发育迟缓以及胎儿窘迫，甚至死胎、死产、新生儿窒息等，其远期后果是造成胎儿脑细胞坏死、发育不良，最终形成弱智儿。胎盘提前老化，本身不是一个标准的医学概念，象妊娠 30～35 周胎盘即出现胎盘 2～3 级钙化，只能说明胎盘成熟度与胎盘功能有一定联系，但不是必然联系，与补钙应该也没有关系。胎盘功能减退，多是过期

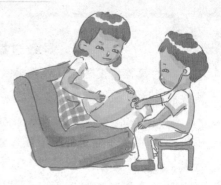

妊娠，或准妈妈存在妊娠合并症，如妊娠高血压、糖尿病等，都会导致胎盘血液供应减少。那么，怎样才能确诊胎盘老化呢？除了B超检查看胎盘钙化点以外，还要看羊水多少，看脐动脉血流速度是否正常，胎心监护，尿检查雌三醇和肌酐比值，查阴道壁上脱落细胞等等，都能反应胎盘状况，必须综合考量后确诊。所以胎盘Ⅲ级与胎盘老化是不能画等号的，正确理解胎盘老化概念有助于准妈妈做出更客观的选择，而不是像有的准妈妈盲目选择剖宫产终止妊娠。

30. 宜了解胎盘老化对分娩和胎儿的影响

（1） 对分娩的影响

剖宫产增加：巨大儿增多，胎儿过熟、头颅硬、可塑性差。胎盘老化，羊水过少，增加胎儿宫内窘迫发生率，也增加了剖宫产率。孕激素多，雌激素少，宫缩乏力，滞产。

产后出血发生率高：剖宫产率增加，出血量增加。胎儿偏大影响子宫收缩。

（2） 对胎儿的影响

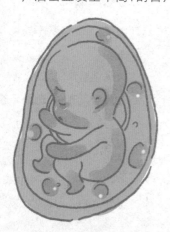

宫内窘迫增加、新生儿窒息发生率高、围产期死亡增加、巨大儿比例升高。

防止胎盘老化，准妈妈定期检查，及早治疗很重要。通常，过期妊娠容易因胎盘功能减退导致胎儿宫内缺氧。因此，建议密切监测胎心、羊水量，必要时用药催产，以免胎死宫内。此外，有高血压、糖尿病、肾病等妊娠合并症的准妈妈一定更要定期检查，及早进行治疗，以防加速胎盘老化。妊娠合并症孕妇，胎盘血管容易狭窄、痉挛，胎儿可能慢性缺氧，不仅发育得小，还有流产、死胎危险，甚至会威胁母亲生命。

31. 宜了解什么情况下"催产"

有些准妈妈如果到了预产期没有临产征兆,就会认为该打"催生针"了,其实不然。催产又叫催产素引产,应从母婴两方面认真考虑,防止并发症发生。

(1) 母亲方面

❋ 孕妇患有某些内科疾病不宜继续妊娠。

❋ 孕妇患妊娠期高血压疾病,胎儿已成熟。

❋ 预防过期妊娠,妊娠已达 41 周以上。

(2) 胎儿方面

❋ 胎儿畸形,胎死宫内。

❋ 绒毛膜羊膜炎,继续妊娠可能造成胎儿宫内感染的。

❋ 胎盘功能减退,必须立即终止妊娠。

❋ 胎儿宫内环境不良,继续妊娠可能对胎儿造成危害,终止妊娠胎儿娩出后更有利于存活,包括母儿血型不合,胎儿生长受限,羊水过少等。

❋ 胎膜早破后,估计胎儿已成熟,24 小时还未临产者。

妈妈心情笔记

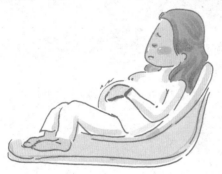

产褥期篇

★ 健康生活
★ 膳食营养
★ 产后护理
★ 科学哺乳

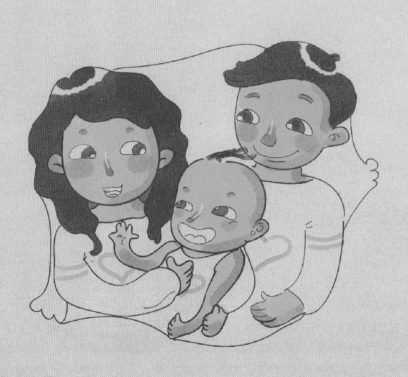

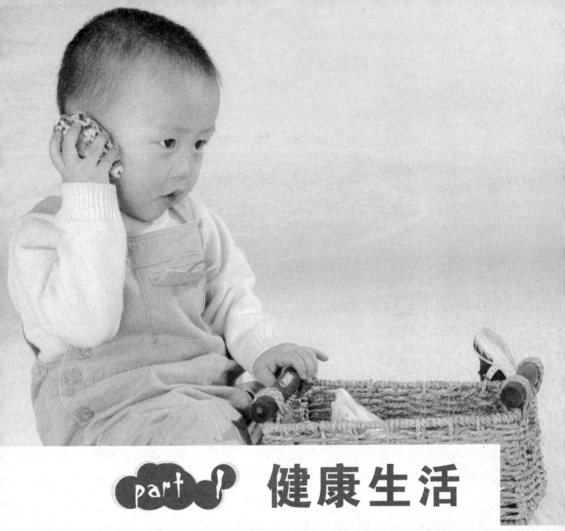

part 1 健康生活

　　产褥期俗称"坐月子"，是指胎儿、胎盘娩出后的产妇身体、生殖器官和心理方面调适复原的一段时间，通常是指孕妇生产后到产后56天左右。

　　产妇初步恢复需6～8周，也就是42～56天。在这段坐月子的6～8周时间内，产妇应该以休息为主，尤其是产后15天内应以卧床休息为主，调养好身体，促进全身器官各系统尤其是生殖器官的尽快恢复。

1. 新妈妈宜科学坐月子

　　十月怀胎，一朝分娩。妈妈生完宝宝以后就进入为期6周的产褥期，也就是中国传统习俗上所称的"坐月子"。提到坐月子，几乎所有的年轻妈妈都会觉得此时

温馨小贴士：

在补充营养的过程中，如果补充过多也会出现很多不良情况。比如过多的鱼肝油、维生素D等都会引起产妇食欲减退，毛发脱落等症状；有妊娠期糖尿病的产妇，应避免摄入过多的碳水化合物以及含糖分过多的水果，最好在医生的指导下调整饮食结构，适当选择一些含有微量元素和维生素的补品。

的自己就好像是"国宝"。在习惯的许多"清规戒律"中大概只有一样对新妈妈来说可以不用太多的顾忌，这就是坐月子期间的饮食调理。孕妇一旦知道怀孕后或产后，亲朋好友都会纷纷讲出许多理由，让你进补，并带来许多丰富的营养补品。面对各种各样的补品，新妈妈们往往不知如何是好，有的认为是补品就是好东西，一股脑儿全都吃了，其实不然，选择不恰当，非但无益，有时甚至会适得其反。因此，"坐月子"也得"坐"得科学。

产后最初几天，产妇应吃些比较清淡的营养丰富，易消化的食品，不易吃得太油腻。这是因为产妇消化功能较弱，不易消化，而且高脂肪饮食会引起乳汁脂肪含量增多，宝宝吃后会消化不良，容易引起腹泻。在乳腺管通畅后，可以多喝些鸡汤、鱼汤等营养较高的流质，同时补充蛋白质、碳水化合物，这样既有助于催乳，也能补充出汗失去的水分。多吃富有维生素的水果和蔬菜，因为蔬菜含有丰富的纤维能防止产妇发生便秘。还需要注意膳食均衡，拓宽食谱，以丰富乳汁中的营养。同时可以服用富含铁的食物或补铁的药物，以纠正贫血情况，铁剂也可通过乳汁提供给婴儿。

2. 新妈妈宜正确理解传统月子里的禁忌

(1) 月子里不能受风受凉

坐月子的传统观念很多，怕风怕凉是其中之一。究其原因，还是由于想当年老人们年轻时的经验，经验并不错，但是时代不同了，当时的条件与现在相比，已经有了天壤之别，那时一位产妇得了病，传下来就成了受风受凉的结果，目前家里暖气空调俱全，无论什么气候都没问题，只要避免对流风直接吹，就不会出现因为受风受凉造成的产后疾病。而且，产后家里客人多，空气流通不好，更应该及时通风换气，以预防疾病的发生。

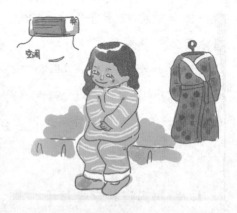

（2） 蔬果水气大，月子期间应忌食

不少老人认为，蔬菜、水果水气大，产妇不能吃，其实不然。蔬菜和水果富含维生素、矿物元素和膳食纤维，可促进胃肠道功能的恢复，增进食欲，促进糖分、蛋白质的吸收利用，特别是可以预防便秘，帮助达到营养均衡的目的。从可进食正常餐开始，每日半个水果，数日后逐渐增加至 1～2 个水果。蔬菜开始每餐一两左右，逐渐增加至每餐 4 两左右。

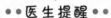

●●医生提醒●●

坐月子期间要避免身体直接吹到电扇的风。开冷气时不要将风口对着产妇，并将室温设定在 25℃～28℃。

坐月子期间衣服若因排汗量过多而湿了，一定要马上换干衣服；冬天床边准备睡袍，半夜起来要立刻穿上，避免受风寒。

（3） 奶不胀不抱仔

在哺乳过程中，有些妈妈认为，"奶不胀不抱仔"，其实这样做不利于催乳。哺乳应勤喂夜哺，即按需哺乳，只要宝宝要吃，就应满足。尤其是产后 5～7 天内分泌的初乳，具有高度营养和免疫的双重作用。

（4） 不能流泪、不能长时间看书报、电视

产后的新妈妈激素分泌尚未恢复正常，所以情绪很容易受到影响，常常会因为一些小事心情低落而流泪，这些都会导致用眼过度，让眼睛过度疲劳。月子里为了调节心情，解除抚养孩子的劳累，听听音乐、读读有趣的书可以使产妇心情愉快，但也需要注意用眼卫生。

孕产小知识

新妈妈看电视的正确习惯

❋ 看电视不要离得太近，看书时间不宜过长，不要超过一小时，否则眼睛会疲劳。

❋ 注意调节姿势，不能长时间一个姿势，要多起来走走，活动一下。

❋ 听电视声音取代看电视，让眼睛好好休息。

（5） 坐月子饮食不能加盐

妊娠期间身体会潴留大量水分，而产后由于激素水平的变化，身体会通过排汗或排尿等方式,把多余的水分排掉。因此如果盐分摄取过多,很可能导致水分滞留,影响母体健康。上述问题值得新妈妈注意,但考虑到产妇在这期间出汗多,而电解质的补充还是需要盐,此外,产后新妈妈一般食欲欠佳,完全不吃盐会使食欲更差,所以坐月子时盐还是可以用,但一定要比平时少一些。

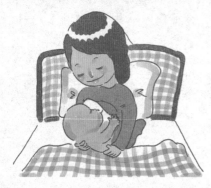

3. 月子里新妈妈宜注意事项

拔掉尿管后要尽快下床活动,尽早上小便和大便。20 天内注意多卧床休息,但也要适当走动。新妈妈外出时 定要注意头部和脚部的保暖,不要对着风口。空调房间里要配上空气清新器和加湿机,并定时换气,室温保持 28℃ 左右是最好的。只要宝宝的手心和脚心是温暖的,就不用穿太多的衣服,注意肚子和脖子要保暖。如果穿着的太多,宝宝反而会睡的不安稳。

宝宝刚出生后要立即给宝宝喂母乳,因为这时宝宝的意识刚刚产生,是记忆最强的时候。

产妇的饮食要注意饮食均衡,少吃多餐,多喝汤的同时要吃些青菜。宝宝出生后的前 3 天不要喝催乳汤,喝得过早,乳汁下来过快过多,这时新生儿又吃不了那么多,容易造成浪费。同时,会使产妇乳腺管堵塞而出现乳房胀痛。

4. 新妈妈宜坚持产后锻炼

为了更好的产后恢复,新妈妈生完宝宝就可以进行产后训练了,但由于产后体质虚弱,产后锻炼应循序渐进,先进行舒缓的运动,逐渐加大运动强度与运动量。产后一个月内,应以室内运动为主,其后可以逐渐延长户外运动的时间。室内健美操对于促进产妇产后体质恢复、各脏器恢复,尤其生殖系统恢复有明显的作用。产后 24 小时即可开始运动,每日两次,每次 10 分钟。

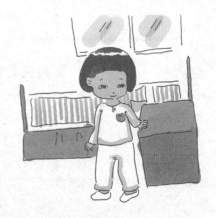

呼吸运动：仰卧，两臂放在后脑，深呼吸，使腹壁下陷，而使内脏牵向上方，然后将气呼出。

抬头运动：仰卧，双手托头部，利用腹肌收缩力前屈颈部，使颈部接触胸部，重复数次。

缩肛运动：两膝分开，再用力合拢，同时用力收缩及放松肛门。这方法可锻炼骨盆底肌肉，预防肌肉松弛和尿失禁。

仰卧屈膝运动：仰卧、双臂弯曲置于头下，双腿向下弯曲，放平，有节奏的运动。此运动一般在产后10天开始做，可预防子宫后倾。

举腿运动：仰卧，两臂伸直，平放在身边，左右腿轮流举高，与身体成一直角。这可加强腹直肌力量。

5. 新妈妈忌月子里不刷牙

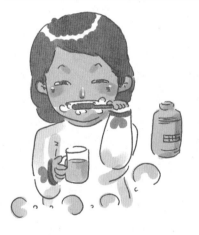

按照传统做法，月子里不能沾水，也包括了不能刷牙这一项。那为什么民间形成月子里不刷牙的习俗呢？因为在怀孕期间，由于内分泌激素的影响，牙龈肿大充血、特别是刷牙时很容易出血，加之过去科普知识不普及，孕妇对于在孕期如何补钙了解得不够，结果导致身体缺钙，使很多人在生完孩子后牙齿确实变坏了。于是，很多人就认为产妇不能刷牙。认为月子里刷牙漱口会动摇牙根，伤及牙肉，造成牙齿过早松动、脱落或牙齿流血等。以致于很多产妇在月子里不敢轻易刷牙。其实，这是错误的观念。新妈妈一天到晚鸡鸭鱼肉、小米鸡蛋，高糖高蛋白的饮食也不只滋养身体，也滋养了口中的细菌，特别是这些细软饮食，难以起到咀嚼自洁的作用，反而更容易粘在口腔里发酵产酸。许多产妇反映生过孩子后牙缝变大、牙齿松动，都认为是月子期内碰水刷牙造成。殊不知这其实是牙周

温馨小贴士：

1.在孕期注意摄取钙营养，保持口腔卫生，避免使牙齿受到损害。

2.产妇身体较虚弱，对寒冷刺激较敏感。因此，切记要用温水刷牙、漱口，并在刷牙前最好先将牙刷用温水泡软，以防冷刺激对牙齿及齿龈刺激过大。

3.每天早晚刷牙，餐后漱口，如果有吃夜宵的习惯，吃完宵夜后再刷一遍。

病的表现,而之所以产生牙周病,却正是因为她们牙齿清洁得不到位,给细菌可作乱之机。新妈妈不仅要刷牙,而且应该比一般人更注意口腔清洁。防止牙齿在细菌作用下发酵、产酸、导致牙齿脱钙,形成龋齿或牙周病,并引起口臭、口腔溃疡等。

在产后3天可采用指漱,即把食指洗净或在食指上缠上纱布,把牙膏挤于手指上并充当刷头,在牙齿上来回、上下擦拭,再用手指按压齿龈数遍。这种方法可活血通络,坚固牙齿,避免牙齿松动。另外,有的妈妈存在牙龈肿大,实在不好刷牙,那么可以用纱布包住手指,然后轻轻摩擦牙齿牙龈,还可用些有清洁、消毒功能的含漱剂,在进食后含漱。

6. 新妈妈忌不洗头不洗澡

传统月子说法中,产妇不能乱碰水,连牙都不能刷,何况是洗头洗澡。于是坐月子基本和蓬头垢面画上等号。如今的新妈妈们大多不能忍受一月不洗澡的"酷刑",可是老人的意见也难违背,只好偷偷洗,不过她们心里也有点虚:万一落下什么病根可怎么办?

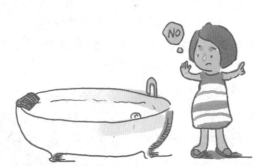

产后一周内产妇会大量出汗,这时如果不及时做好清洁工作,汗水污垢将直接成为细菌的繁殖地,不仅妈妈们难以忍受,母乳喂养的宝宝们也要直接面临"食品安全"问题。而更严重的是,还会增加感染机会。如今居室有空调、洗澡有热水器,这让环境温度变得可控。洗澡可使全身血液循环增加,加快新陈代谢,保持汗腺通畅,有利于体内代谢产物通过汗液排出。

在产后四周之内子宫颈尚未闭合,不要进行坐浴或盆浴,以免引起子宫或盆腔感染。但是应该每日冲洗外阴2~3次。

建议刚分娩后,只要产妇出汗就需要及时擦干净。洗头或洗澡前先将空调和热水温度设到合适温度。用淋浴洗澡,洗澡时间只需6~7分钟,必须有人在外陪伴。此外,洗澡后头发要及时用电吹风吹干,身体也要把水擦拭干。有侧切刀口的产妇,应该在每次便后均冲洗外阴。剖宫产的产妇,要保持腹部伤口的干燥、清洁,在伤口拆线前不能淋浴洗澡,可以用温水擦洗局部。

7. 新妈妈忌束腰

爱美是人之天性,不少年轻的母亲尤其关注自己的体形变化,并以为产后束紧腹部,有助于体形的恢复。于是,在产前就提早准备好腹带、健美裤等。孩子一生下来,将自己从胯部至腹部紧紧裹住,以至于弯腰都十分困难。其实这样做是不科学的。产褥期裹腹,不仅无助于恢复腹壁的紧张状态,反因腹压增加,生殖器官正常位置的改变,使盆腔血液运行不畅,抵抗力下降,易引起盆腔炎、附件炎、盆腔淤血综合征等各种妇科疾患,影响产妇健康。产后想恢复身材,新妈妈最好还是进行一些体育锻炼,如保健操、室外散步等;合理安排饮食,多吃富含纤维素多的蔬菜瓜果,防止大便秘结等。

8. 新妈妈宜了解的产后减肥常识

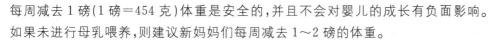

产后减肥是很多新妈妈的苦恼。减去怀孕时期增长的体重是很重要的,否则在未来变得超重或肥胖的可能性会加大。提醒新妈妈产后减肥应该注意以下一些问题。

(1) 何时开始产后减肥

如果是母乳喂养,通常建议在孩子出生6～8周之后再开始尝试积极瘦身运动,因为产后身体需要时间恢复及保持良好的乳汁供应。

(2) 产后减肥进度

根据美国妇产科医师学会的建议,哺乳时每周减去1磅(1磅＝454克)体重是安全的,并且不会对婴儿的成长有负面影响。如果未进行母乳喂养,则建议新妈妈们每周减去1～2磅的体重。

(3) 产后减肥食物选择

在进行母乳喂养时,选择广泛多样的健康食品,以保证哺乳中含有足够的维生素和矿物质。为了有足够的乳汁供应,哺乳期妇女每天需要额外摄入500卡路里能量。产后减肥需要考虑到更多的营养膳食等多方面因素,不能盲目吃减肥药减肥,应该科学健康的瘦身。

(4) 产后减肥运动安排

在开始有规律的体育运动之前,最好得到医生的建议。一般来讲,中等强度的运动都不会影响母亲的哺乳能力,还能帮助瘦身并保持成果。

9. 新妈妈宜知道的产后减肥误区

生完宝宝后,相信所有的新妈妈都希望急速恢复到从前的曼妙身段。可如果一味"求瘦心切"就容易陷入一些错误的产后减肥的概念中。

(1) 生完孩子就节食

产后 42 天内,新妈妈不能盲目节食减肥。刚生产完,身体还未完全恢复到孕前的程度,加之有些新妈妈还担负繁重的哺育任务,此时正是需要补充营养的时候。产后强制节食,不仅会导致新妈妈身体恢复慢,严重的还有可能引发产后各种并发症。

(2) 产后立即做运动

产后立即剧烈运动减肥,不利于子宫恢复至正常状态,甚至引起出血。严重者还会引起腹部切口或外阴切口裂开。一般来说,顺产 4～6 周后妈妈才可以开始做产后瘦身操,剖宫产则需更长时间。

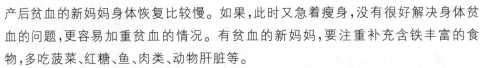

(3) 贫血还要坚持减肥

生育时失血过多,容易造成产后贫血。产后贫血的新妈妈身体恢复比较慢。如果,此时又急着瘦身,没有很好解决身体贫血的问题,更容易加重贫血的情况。有贫血的新妈妈,要注重补充含铁丰富的食物,多吃菠菜、红糖、鱼、肉类、动物肝脏等。

(4) 减肥急于求成

产后减肥不能操之过急,月子和哺乳期间瘦身非常伤身,新妈妈必须格外注意。中医讲,产后气血不足,则全身脏腑机能运行失常,这时候绝对不可以不顾及自己身体而强行减肥。

(5) 母乳喂养定能减肥

提倡母乳喂养。首先因为母乳是小宝宝最好的天然食物,其次喂奶还可以促进子宫收缩,有利于新妈妈产后恢复。尽管哺乳时会消耗母亲体内的脂肪,但哺乳期间,新妈妈还应注意不要过多追求高热量食物。虽然哺乳期宝宝需要的营养量大,新妈妈本来就会吃得比较多,如果再不断进食多于身体需求的高热量食品,这样不但不能达到瘦身的目的,反而会使脂肪更多地堆积。

10. 新妈妈宜知道的关于产后月经知识

(1) 产后月经恢复

女性在产后的月经恢复是一个自然的生理现象。产后多久月经才会来？这是个常见的问题。恢复的时间有早有晚，早的可在满月后即来月经，晚的要到宝宝1岁后才恢复。

从医学角度来讲，根据子宫内膜的组织形态来推测，可能早在产后 33～42 天，卵巢就可排卵了。此外，在产后 6 周，也可观察到排卵过后的黄体存在。因此，如果妈妈没有喂奶，月经通常在产后 6～8 周内会来。研究资料显示，没有哺乳的产妇，有 40％在产后 6 周恢复排卵；到了产后 8～12 周，还没有恢复排卵及月经的产妇大约只占 35％。哺乳的产妇，在产后 12 周约有 25％会恢复排卵与月经，大多数哺乳产妇

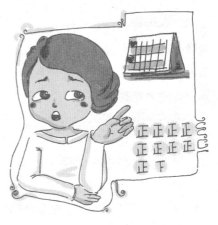

通常要到 18 周才完全恢复排卵机能。母乳喂养、混合喂养及人工喂养的产妇排卵恢复时间平均数分别为 59 天、50 天、36 天，而产后月经恢复的平均时间为 101 天。营养好、初潮年龄小于 15 岁、体型不肥胖者排卵恢复的时间会更短些。不过，有时很难在临床上确定产后第一次月经的确切时间，而且少数产妇会在分娩后马上开始有少到中量的间歇性出血。

当月经来潮时，哺乳妈妈的乳量一般会有所减少，乳汁中所含蛋白质及脂肪的质量也稍有变化，蛋白质的含量偏高些，脂肪的含量偏低些。这种乳汁有时会引起婴儿消化不良症状，但这是暂时的现象，待经期过后，就会恢复正常。因此无论是处在经期或经期后，妈妈都无须停止喂哺。

(2) 产后月经异常

产后月经异常有持续阴道出血和闭经两种情况。

持续阴道出血：由于产后的第一次月经通常是无排卵的周期，或是因功能不良的黄体诱导而产生的，而且此时卵巢对于性腺激素的刺激仍不太敏感，所以，诸如产后恶露一直滴滴答答流不停、偶尔会有不定期的反复少量出血，或是还在坐月子期间即有类似月经来潮的出血等各种异常现象很常见。

如果确定以前并没有服用会抑制子宫收缩的食物或药物，而且产后出院前的检查并没有发现会引起产后出血问题的情况，可在产后回诊时询问医师。如果在坐月子期间或其后，阴道出血量过大建议还是要立即就医，接受妇产科医师的诊断及治疗。

闭经：产后闭经的情况主要见于长期哺乳和产后大出血、感染所致的席汗氏综合征；另外，体内泌乳激素过高也会抑制排卵而形成闭经。

分娩前，孕妇体内的泌乳激素浓度虽然高，但是由于受到雌激素的影响，泌乳激素无法表现其作用。在胎盘娩出之后，泌乳激素的作用因体内雌激素浓度骤减而加强。一般而言，泌乳激素在产后两周才会回复到孕前状态。但是在哺乳产妇体内，泌乳激素不但维持在高于孕前的状态，而且还因受到宝宝吸吮的反应而增加。哺乳性无月经的低雌激素甚至可维持180天之久。因此只要有哺乳，新妈妈的月经应该不会太早来。当然，不同人的差异性也很大。另外，部分产妇由于哺乳时间过长，结果导致子宫内膜萎缩性闭经。

还有一种主要的闭经情况产生在产后大出血伴休克、严重的产后感染或弥散性血管内凝血的产妇身上，这些症状可导致闭经，即所谓的席汗氏综合征，可累及甲状腺的分泌功能，出现如消瘦、消化不良、畏寒、乏力、性器官萎缩、基础代谢低及毛发脱落等症状，需经医生诊治。

妈妈心情笔记

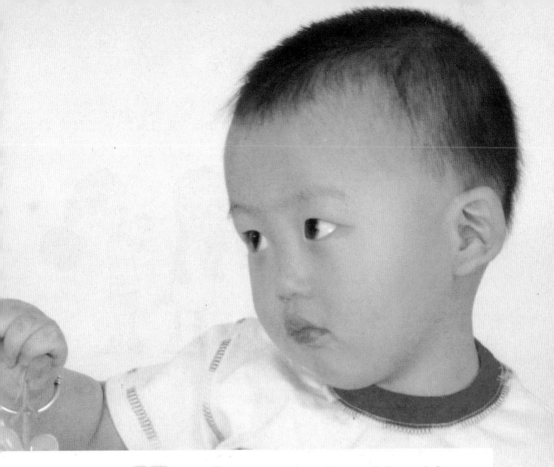

part 2　膳食营养

　　产褥期营养主要是补偿妊娠和分娩时的消耗,促进母体组织修复和体内各器官尽快恢复到非妊娠状态,改善机体营养状况,提高机体抗病能力,预防产褥期各种并发症,提高乳汁分泌质量。

1. 新妈妈产后饮食宜注意什么

　　为了产后恢复体力和哺乳,应尽早实行科学饮食,新妈妈在月子中宜注意避免食用以下食物:

　　🐻 寒凉生冷食物:产后身体气血亏虚,应多食用温补食物,以利气血恢复。若产后进食生冷或寒凉食物,会不利气血的充实,容易导致脾胃消化吸收功能障

185

碍,并且不利于恶露的排出和淤血的去除。

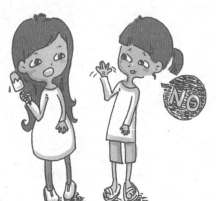

辛辣食品:如辣椒,容易伤津耗气损血,加重气血虚弱,并容易导致便秘,进入乳汁后对婴儿也不利。

刺激性食品:如浓茶、咖啡、酒精,会影响睡眠及肠胃功能,亦对婴儿不利。

酸涩收敛食品:如乌梅、南瓜等,以免阻滞血行,不利于恶露的排出。

冰冷食品:如雪糕、冰淇淋、冰冻饮料等,不利于消化系统的恢复,还会给产妇的牙齿带来不良影响。

过咸食品:因咸食中含盐较多,可引起产妇体内水钠潴留,易造成浮肿,并易诱发高血压。但也不可忌盐,因产后尿多、汗多,排出盐分也增多,需要补充一定量的盐。

不宜饮用麦乳精:麦乳精是以麦芽作为原料生产的,含有麦芽糖和麦芽酚,而麦芽对回奶十分有效,会影响乳汁的分泌。

不宜吃巧克力:吃巧克力会影响食欲,使身体发胖,而使必需的营养素缺乏。研究还证实,过多食用巧克力,其中所含的可可碱,可通过母乳进入婴儿体内,出现消化不良、哭闹不停、睡眠不稳等症状。

除了上述不宜食用的食物,下面这些则是适合新妈妈的产后饮食:

(1) 汤品

面汤最适宜新妈妈食用,既可下挂面,又可做薄面片、细面条汤,营养较全面。在汤中加上 1～2 个鸡蛋和适量西红柿,既有营养又易消化。还有些汤品利于乳汁的分泌,如鲫鱼汤、猪蹄汤等。

(2) 米粥

小米粥是月子里必吃的食物,小米含有的铁比大米高 1 倍,维生素 B_1,比大米高 1.5～3.5 倍,维生素 B_2 比大米高 1 倍,纤维素含量比大米高 2～7 倍。另外,米粥质烂,并含有较多水分,有利于消化吸收。还可吃些花生米粥、赤豆糯米粥、鸡汤米粥等。

(3) 鸡蛋

鸡蛋是适合新妈妈的营养食物,但不能当主食食用,每天 2～3 个就可以了。

（4）牛奶

牛奶含有丰富的蛋白质和钙、磷及维生素 D 等,是补充体内钙质的好食品,且容易被人体吸收利用,对新妈妈的恢复及乳汁分泌很有好处。可根据自己的饮食习惯,每日坚持喝 500 克牛奶,这样既可以增加奶水,还可以使新妈妈的皮肤细致、光滑,增加魅力。

此外,新妈妈还要注意鱼、肉、动物内脏及豆制品、蔬菜、水果合理搭配,均衡摄入,任何偏食都可能导致其中一种或多种营养素缺乏。

2. 新妈妈产后宜有正确的进食顺序

新妈妈在进食的时候,最好按照一定的顺序进行,因为只有这样,才能更好地被人体消化吸收,从而更有利于身体的恢复。

正确的顺序应为:汤→青菜→饭→肉,半小时后再进食水果。饭前先喝汤。饭后喝汤的最大问题在于冲淡食物消化所需要的胃酸。所以新妈妈吃饭时忌一边吃饭,一边喝汤,或以汤泡饭或吃过饭后,再来一大碗汤,这样容易阻碍正常消化。米饭、面食、肉食等淀粉及含蛋白质成分的食物则需要在胃里停留 1～2 小时,甚至更长的时间,所以要在汤后面吃。

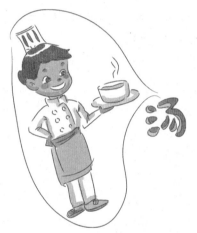

在各类食物中,水果的主要成分是果糖,无需通过胃来消化,而是直接进入小肠就被吸收。如果产妇进食时吃完饭菜,马上吃水果,消化慢的淀粉、蛋白质就会阻塞消化快的水果,食物在胃里会搅和在一起,阻碍体内的消化过程,易形成肠胃疾病。

3. 剖宫产产妇的饮食禁忌

剖宫产术后饮食的安排与顺产有一定的差别,行剖宫产的妈妈们不妨多了解了解,相信会对您产后身体的恢复有一定的帮助。

产后饮食指导原则:

🐻 剖宫产术前不宜滥用高级滋补品。如高丽参、洋参,以及鱿鱼等食品。因为参类具有强心、兴奋作用,鱿鱼体内含有丰富的有机酸物质——EPA,它能抑制血小板凝集,不利于术后止血与创口愈合。

🐻 剖宫产术后6小时内禁饮食；6小时后到排气之前宜进流食，但不要喝糖水，豆浆等产气饮品，以防加重肠胀气。排气之后饮食可由流质改为半流质，食物宜富有营养且易消化，如蛋汤、烂粥、面条等，然后依产妇体质，饮食再逐渐恢复到正常。

🐻 避免咖啡、茶、辣椒、酒等刺激性食物。

🐻 一周后可开始摄取鱼、鲜奶、鸡、肉类高蛋白质食物，帮助组织修复。

🐻 多补充纤维质，多吃水果、蔬菜，以促肠道蠕动、预防便秘。

🐻 失血较多，宜多吃含铁质食物补血。

4. 新妈妈忌滋补过量

产后进行营养滋补是必要的，但是如果天天不离鸡鸭鱼肉，进行过量滋补却是有害的。滋补过量容易导致过胖。过胖会使体内糖和脂肪代谢失调，引发各种疾病。调查表明，肥胖者冠心病的发病率是正常人的2～5倍，糖尿病的发生率可高出5倍。这对新妈妈以后的健康影响极大。营养太丰富，必然会使奶水中的脂肪含量增多，如果婴儿胃肠能够吸收，也易造成婴儿肥胖，并诱发一系列的疾病；若婴儿消化能力较差，不能充分吸收，及会出现脂肪泻，长期慢性腹泻，还会造成营养不良。

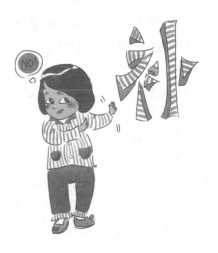

5. 新妈妈忌过早大量喝汤

几乎人人都知道生完孩子多喝汤对产妇有益，但如果孩子刚刚落地就让新妈妈大量喝汤，容易使产妇大量分泌奶水，而刚刚出生的婴儿胃容量小，吸吮力也较差，吃得也少，过多的奶水会淤滞于乳腺管中，导致乳房发生胀痛。加之产妇的乳头比较娇嫩，容易发生破损，一旦被细菌感染就会引起乳腺感染，乳房出现红、肿、热、痛，甚至化脓，不仅造成产妇痛苦，还会影响正常哺乳。产后适宜在分娩1周后逐渐增加喝汤的量，以适应婴儿进食量渐增的需要。即使在1周后也不可无限制地喝汤，正确做法以不引起乳房胀痛为原则。应该给产妇多喝一些富含蛋白质、维生素、钙、磷、铁、锌等营养素的清汤,如精肉汤、蔬菜汤、蛋花汤、鲜鱼汤等,汤和肉要一同吃,这样才能真正摄取到营养。

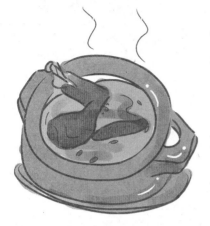

另外,新妈妈也不宜忌产后立即喝母鸡汤。因为产妇分娩后,血中雌激素与孕激素浓度大大下降,这时泌乳素开始发挥作用,促进乳汁分泌。而母鸡体内含有一定雌激素,被产妇吸收后会抑制泌乳素的分泌,从而造成新妈妈奶水不足,甚至无奶。产后一周,待乳汁已分泌正常,则可开始喝母鸡汤,并且应该多吃肉。

此外,产妇分娩后若能吃清炖大公鸡,则可使产妇乳汁增加。因为公鸡肉中含有少量的雄激素,具有对抗雌激素的作用,使泌乳素发挥作用,促进乳汁分泌。公鸡脂肪少,刚出生的宝宝不会因乳汁中脂肪含量高而引起腹泻。

6. 新妈妈忌食用过多味精

哺乳期间,如果新妈妈过量食用味精,可以对吃母乳的宝宝产生不利影响,尤其是对 12 周内的宝宝影响最大。原因是味精中的谷氨酸钠能与婴儿血液中的锌发生特异性的结合,生成不被机体吸收的谷氨酸,而锌却随尿排出,从而导致婴儿锌的缺乏,缺锌可出现味觉差、厌食,而且还可造成智力减退,生长发育迟缓等不良后果。

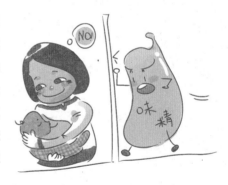

7. 新妈妈忌急于服用人参

有的新妈妈产后想服用人参来补一补身子,其实急于用人参补身子是有害无益的。人参含有多种有效成分,这些成分能对人体产生广泛的兴奋作用,其中对人体中枢神经的兴奋作用能导致失眠、烦躁、心神不安等不良反应。刚生完宝宝的新妈妈,精力和体力消耗很大,十分需要卧床休息,如果此时服用人参,反而因兴奋难以安睡,影响精力的恢复。

此外,无论顺产还是剖宫产的新妈妈,内外生殖器的血管多有损伤,人参是补

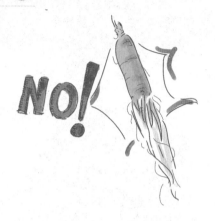

元气的药物,促进血液循环,加速血液流动,影响受损血管的自行愈合,可能造成恶露增多,流血不止。

因此,新妈妈在产后一周之内,不要服用人参,分娩7天以后,新妈妈的伤口已经愈合,此时可服用少量人参,有助于体力恢复,但也切记不可服用过多,人参性热,会导致新妈妈上火或引起宝宝食热。

 8. 新妈妈忌久喝红糖水

红糖具有益气养血、健脾暖胃、驱散风寒、活血化淤的功效,可以帮助产妇补充碳水化合物和补血,促进恶露排出,有利于子宫复位,但不可因红糖有如此多的益

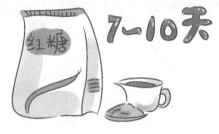

处,就认为吃得越多越好。过多饮用红糖水,不仅会损坏产妇的牙齿,如果在夏天里坐月子的产妇喝得过多,还会导致出汗过多,使身体更加虚弱,甚至引起中暑。另外,红糖水喝得过多会增加血性恶露量,造成产妇继续失血,反而引起贫血。正确的做法是产妇在产后喝红糖水的时间,以7~10天为宜。

 9. 新妈妈忌过多吃鸡蛋

鸡蛋中蛋白质及铁含量较高,并含有许多其他营养素,且容易被人体吸收利用,还无明显的"滞胃"作用,对于产妇身体康复及乳汁的分泌很有好处。但是有的产妇为了加强营养,分娩后和坐月子期间,常以多吃鸡蛋来滋补身体的亏损,有些地区甚至在"坐月子"的这1个月内只吃鸡蛋这一种食物,这是十分不恰当的,吃鸡蛋并非越多越好,吃的过多是有害的。

分娩后数小时内,最好不要吃鸡蛋。因为在分娩过程中,体力消耗大,出汗多,体液不足,消化能力也随之下降。若分娩后立即吃鸡蛋,就难以消化,增加胃肠负担。分娩后数小时内,应吃半流质或流质饮食为宜。在整个产褥期间,每天需要蛋

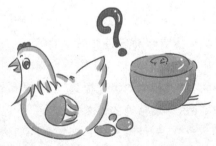

白质 100 克左右,因此,每日以 2～3 个鸡蛋为宜。每天吃十几个鸡蛋与每天吃 3 个鸡蛋,身体所吸收的营养是一样的,吃多了,只会增加肠胃负担。

10. 新妈妈宜吃什么水果

香蕉:香蕉中含有大量的纤维素和铁质,有通便补血的作用。新妈妈多吃些香蕉能不仅可以防止产后便秘,还有利于纠正产后贫血。

橘子:橘子中含维生素 C 和钙质较多,维生素 C 能增强血管壁的弹性和韧性,防止出血。新妈妈生完宝宝后出血较多,如果吃些橘子,便可减少出血。橘子中富含的钙质能够通过乳汁供给宝宝,促进宝宝牙齿、骨骼的生长,另外,橘核、橘络(橘子瓣上的白丝)有通乳作用。

山楂:山楂中含有丰富的维生素、矿物质及山楂酸、柠檬酸等营养物质,能够生津止渴、散瘀活血。产后过度劳累,食欲不振可适当吃些山楂,以促进食欲、帮助消化。另外,山楂有散瘀活血作用,能排出子宫内的淤血,减轻腹痛。

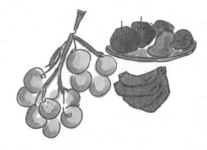

红枣:红枣中含维生素 C 最多,还含有大量的葡萄糖和蛋白质。中医认为,红枣是水果中最好的补药,具有补脾活胃、益气生津、调整血脉、和解百毒的作用,尤其适合产后脾胃虚弱、气血不足的人食用。

桂圆:桂圆又叫龙眼,是营养极其丰富的一种水果。中医认为,桂圆味甘、性平、无毒,入脾经心经,为补血益脾之佳果。产后体质虚弱的人,适当吃些新鲜的桂圆或干燥的龙眼肉,既能补脾胃之气,又能补心血不足。

除上述的几种外,还有甘蔗、罗汉果、草莓、芒果、桃子、猕猴桃、葡萄、西瓜等,产妇可根据自己的口味,每日选择二三种食用。除产后 3～4 天里不要吃特别寒性的水果如梨,西瓜之外,在接下来的日子里,应该每天吃 2～3 个水果。

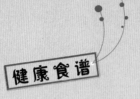

适宜新妈妈的四款靓汤

红枣蒸鹌鹑

用料 鹌鹑2只、红枣15克、姜、葱、植物油、盐、黄酒、淀粉适量。

做法 将鹌鹑脱毛、去内脏洗净，切成块，红枣和姜切片，葱切段。将鹌鹑块和红枣、姜片、盐、黄酒和淀粉拌匀，摆入碟内。隔水蒸至熟，锅中加热植物油，淋在鹌鹑上即可食用。

营养点评 鹌鹑有"动物人参"之称，蛋白质的含量远高于其他肉类，而胆固醇的含量很少，与红枣搭配，补血效果更佳，很适合新妈妈食用。

花生猪蹄汤

用料 猪蹄2个，花生150克，葱、姜、料酒、盐、鸡精各适量。

做法 将猪蹄洗净，切成大块，开水略抄一下，捞出，冲净浮沫；砂锅中放入适量水，待水将要沸腾时，放入猪蹄、花生、葱、姜片、料酒等，大火煮开，撇净剩余的浮沫，小火继续煮两三个小时；撒少许盐、鸡精调味，出锅即可。

营养点评 花生有益气、养血、润肺、和胃的功效。猪蹄有补血、通乳的功效。两者都能够补血和通乳，是产后妈妈补身体的上品。

乌鸡白凤汤

用料 乌骨鸡1只(约750克，雄性为佳)，白凤尾菇50克，盐适量，葱段、姜片、鸡精各5克。

做法 将乌骨鸡除去毛和内脏，洗净。将适量清水加姜片煮沸，放入乌骨鸡，加葱段，用小火焖煮至酥烂，再放入白凤尾菇，加盐和鸡精调味后沸煮3分钟即可。

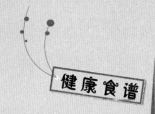

营养点评 乌骨鸡滋补肝肾的效果很好,食用本品可补益肝肾、生精养血、下乳增奶,对于产后补益,增乳之效尤妙。

奶汁鲫鱼汤

用料 鲫鱼2条,冬瓜50克,葱、姜、盐适量。

做法 清洗鲫鱼,冬瓜切小片,葱切段备好;鱼下冷水锅,大火烧开,加葱姜,后改小火慢炖;当汤汁颜色呈奶白色时下入冬瓜,并加盐调味,稍煮即可。

营养点评 鲫鱼汤是补气血、通乳汁的传统食疗方,也可以鲤鱼、鲢鱼替代;冬瓜具有利水作用,有利于乳汁分泌。但汤不能过咸,不然会使体内潴留水分;也不可只喝鲜汤而不食鱼肉。要知道,鱼肉中的蛋白质是乳汁分泌所必需的营养。

鸡蛋黄花汤

原料 鸡蛋3个,黄花、白菜心各10克,海带、木耳各5克,高汤350克,酱油、精盐适量。

做法 将海带泡好洗净后切丝,木耳泡发、洗净。黄花拣择洗净后切段。鸡蛋打入碗中搅拌均匀。锅内加高汤烧开,放入海带、黄花、木耳、白菜心,烧开后再冲入鸡蛋,再烧片刻后勾芡即成。

营养点评 养肝明目、滋补阴血、生精下乳,本品营养全面,补益之功较为平和,并有保持大便通畅作用,产妇食之,既有补益,又可利肠。

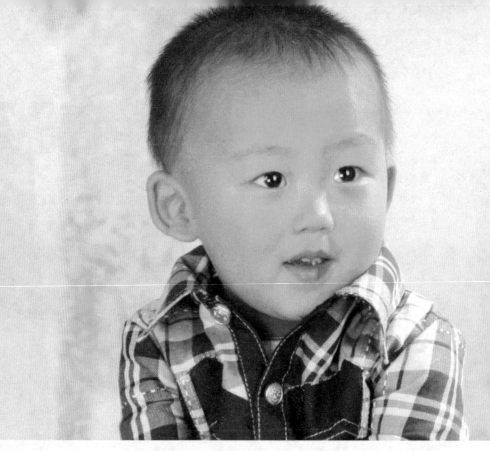

part 3 产后护理

对于女性来说，生孩子确实是一件极消耗体力精力的事情。女性在生完宝宝后所有的身体机能都处在一个很弱的时期，这时我们就需要一个"恢复指南"，帮新妈妈们在这项艰苦的工作结束之后在身体和精神上都尽快找回最佳状态。

 1. 新妈妈宜重视产后检查

很多女性对孕前检查、产前检查都十分重视，而对产后检查却容易忽视。其实一次体贴全面的产后检查，同样很重要，它可以细致地排查出新妈妈身体中的异常现象，及早进行处理，防患于未然，而且还能避免产妇患病影响婴儿健康。

194

新妈妈的产后检查,主要是指产褥期检查,要包括产后随诊和产后健康检查两部分:

(1) 产后随诊

在一些社区医疗服务体系比较健全的地区,产妇出院后 3 日、产后 14 日及 28 日由社区医疗保健人员进行家庭访视。主要了解产妇的饮食进展、睡眠,检查双侧乳房并了解哺乳情况,检查子宫复旧及观察恶露,观察会阴伤口及腹部切口愈合情况,了解新生儿生长、喂养、预防接种等。

(2) 产后健康检查

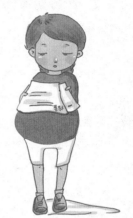

正常产妇产后 42 天,全身各器官除乳腺外基本都恢复到孕前状态,这时的检查包括血压、血常规、尿常规,要做妇科检查了解子宫复旧情况,观察恶露并检查乳房,指导产后避孕。若有内科合并症或产科并发症,需作相应检查。对婴儿也要做全身体格检查。如发现异常及时治疗,以促进身体早日康复。常做的基本检查项目有以下几种:

盆腔检查:医生进行此项检查是为了了解生殖系统是否恢复到产前的状态。医生用阴道窥器来观察外阴、阴道、宫颈是否有异常,并通过触诊了解子宫,卵巢等盆腔器官有没有异常。这种最基本的检查可以发现外阴和阴道炎症、病毒感染(如尖锐湿疣)、宫颈炎、子宫肌瘤、卵巢囊肿、子宫脱垂等常见的疾病。

白带(阴道分泌物)检查:就是取少量白带,由医生在显微镜下检查是否有阴道炎症,可以准确的诊断阴道炎,以便指导治疗。还可以将白带送到化验室检查衣原体、支原体、淋病等性传播疾病。

宫颈刮片检查:很多人害怕"刮片",其实什么感觉也没有,就是用一个小木板或塑胶刷在宫颈上轻轻刮一下,许多宫颈的细胞就会被刮下来。这种检查是用于检查宫颈癌,因为宫颈癌是女性最常见的恶性肿瘤,而且宫颈癌与常见的宫颈糜烂难以用肉眼区别,刮下来的细胞经显微镜检查后可以确定有没有宫颈癌。这种检查费用从 20 元到 150 元不等,当然费用高的准确一些,而且同时能查许多项目。

B超:可以发现子宫肌瘤,卵巢囊肿等常见的妇科盆腔内病变。

切口检查:大部分的切口愈合问题会在分娩后的十天内出现。如果在分娩后你发现伤口有红肿、疼痛或者不正常的液体流出的话,要立刻咨询医生。而如果是剖宫产的话,在产后约两周就要进行一次初步的检查,在第六周进行一次复查。

血压、血糖检查:产后42天检查血糖和血压不正常的话,1~2周内应重复检查一次。

乳房检查:排除积奶、乳腺炎等问题,指导哺乳,乳房保健。

2. 产褥期保健宜知的知识

产褥期会阴伤口及子宫内创面混有血性分泌物,所以要特别注意产褥期卫生,应对会阴部进行擦洗。擦洗会阴时应先洗手,由阴道口向肛门方向擦拭消毒,勤换卫生巾和内衣内裤,保持会阴部的干燥、清洁。产褥期严禁过夫妻生活,一旦伤口破裂,便可引起感染等生殖系统疾病,为产妇造成不必要的痛苦。

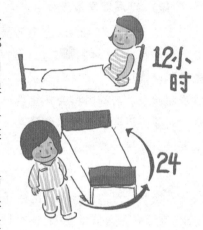

新妈妈应尽早下床,一般在产后24小时后应下床活动,这样不但可促进血液循环以加快器官的复原,还有利于恶露排出。因此产妇在坐月子时要注意调养保健。若养护得当,则恢复较快,且无后患;若稍有不慎,调养失宜,则恢复较慢。

3. 新妈妈宜细心观察恶露

分娩后随子宫蜕膜脱落,含有血液、坏死蜕膜等组织的分泌物经阴道排出,称"恶露"。产后3~4天为血性恶露,量多,色鲜红,含有小血块、坏死的蜕膜组织。随后转为浆液性恶露,色淡红,内含血液越来越少,持续10天左右;然后转为白色恶露,内含大量白细胞、蜕膜组织、表皮细胞及细菌等,约持续3周干净。正常恶露有血腥味,不臭。

恶露异常多是某些疾病的表现,以产褥期出血和感染最为常见,应当引起注意。

如果产后2周,恶露仍然为血性,量多,伴有恶臭味,有时排出烂肉样的东西,或者胎膜样物,子宫复原很差,这时应考虑子宫内可能残留有胎盘或胎膜,随时有可能出现大出血。

产后发生产褥感染时,会引起子宫内膜炎或子宫肌炎。这时,产妇有发热、下腹疼痛、恶露有臭味,颜色也不是正常的血性或浆液性,而呈混浊、污秽的土褐色。所以,产妇要学会观察自己的恶露情况。

产后红色恶露反反复复或者越来越多,不时混有新鲜血块,除有胎盘息肉的可能性外,还应警惕绒毛膜上皮癌。这是一种恶性程度很高的癌症,多发生于葡萄胎后,也有 20％ 左右的病例继发于足月妊娠或与妊娠同时存在。此类癌症并不少见,正常妊娠分娩后数日,尿或血绒毛膜促性腺激素即转为阴性,如果仍为阳性并伴反复的血性恶露,就应当高度警惕。

因此,恶露就像是新妈妈健康的一面镜子,应细心对待。一旦发生恶露异常,应及时上医院检查、治疗。

4. 新妈妈宜正确对待产后宫缩痛

在产褥早期因宫缩引起下腹部阵发性剧烈疼痛,称为产后宫缩痛。

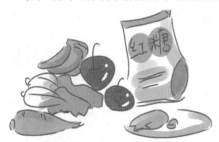

产后子宫要通过收缩,逐渐恢复到正常大小,多胎产妇及经产妇的痛感更强烈,此外,哺乳时由于反射性引起催产素分泌增多也会使疼痛加重。产后宫缩痛一般在产后 1～2 日出现,持续 2～3 日后自然消失。

宫缩痛为生理现象,一般新妈妈都能忍受这种疼痛,如果频率太多,疼痛严重者,可以采用以下方法缓解:

❀ 改变睡姿让产妇侧睡,避免长时间站立或久坐,以减少该部位的疼痛,坐时给产妇臀部垫个坐垫也会有帮助。

❀ 按摩下腹可使子宫肌肉暂时放松,缓解疼痛。

❀ 用热水袋热敷下腹部,每次敷半个小时。

❀ 若宫缩痛影响到休息及睡眠,应通知医护人员,必要时可以用止痛药止痛。

❀ 可以用转移注意力、深吸气法消除紧张心理,提高对疼痛的耐受力。

温馨小贴士:

治疗产后宫缩痛的食疗简效方 —— 红糖山楂汤。

取生山楂100克,红糖适量,加水500毫升左右共煎,最后取药汁300毫升,分3～5次口服,服1～2日。此方缓解疼痛效果明显,对初产妇、经产妇、顺产产妇或剖腹产产妇,因产后宫缩痛剧烈难忍均有效,且无任何不良反应。

❋ 防止着凉。空调使下肢和腰部过于寒冷,也容易引起宫缩。

 ### 5. 新妈妈宜会自己护理会阴侧切口

在分娩时做了会阴侧切的新妈妈,为了我们侧切口更好的愈合,正确的护理是非常重要的。

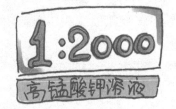

在产后的前几天恶露量较多,应选用消毒过的卫生垫,并经常更换。

大小便后要用清洁的水清洗外阴,以保持伤口的清洁干燥,以防感染。

切口痊愈情况不佳时要坚持用 1:2000 浓度的高锰酸钾溶液坐盆每天 1~2 次,持续 2~3 周。

体位对切口也有影响,一般侧切口位于左侧,新妈妈应当向右侧卧位睡觉。

 ### 6. 新妈妈宜重视产后第一次大小便

由于生理方面的原因,新妈妈产后第一次排尿不像常人那样容易,加上精神紧张,常常解不下小便。产后排尿不畅可引起产后尿潴留,影响子宫的收缩,导致产后出血,因此新妈妈要予以重视。最好的方法是产后 4 小时自行第一次排尿,不要等到有尿意方解。排尿时尽量放松,可以用手按一按下腹部膀胱处,或者打开水龙头用水流的声音刺激排尿,大多数产妇经过这样的辅助措施都可以顺利地进行第一次排尿,以后会更顺利。

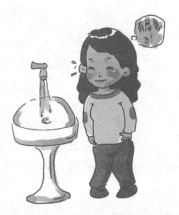

生完宝宝后,第一次大便也很重要。产褥早期由于产妇活动少,肠蠕动差,腹肌和盆底肌肉松弛等原因可能出现大便困难。不及时排大便,使大便在肠道内停留时间过久,更加干硬,容易引起肛裂、痔疮出血。新妈妈在分娩后,如果想解大便应立即去解,不要忍着也不要太用力,另外多吃些好消化,纤维含量丰富的食物。

 ### 7. 新妈妈宜从容应对排尿困难

小便不畅属于尿潴留,是产后常见的并发症之一,多见于初产妇或产程较长的产妇,产后 8 小时还不能自行排尿。在分娩过程中,胎儿头部经过产道时,会挤压到产妇的尿道,并使之发生一定的角度改变,使得产后的第一次排尿发生困难。加上生产过程中膀胱受压而充血水肿、肌张力的降低以及产后会阴处伤口疼痛等原因,造成很多产妇在生完孩子后都会有尿潴留的症状发生。

新妈妈一旦发生排尿困难,首先应放松心态,从容应对,告诉自己这是产后常见的症状,然后利用一些有效的方法,帮助自己顺利排尿。

🐻 避免膀胱充盈过度而引起尿潴留。此外,可在产后短时间内多吃些带汤饮食,多喝红糖水,使膀胱迅速充盈,以此来强化尿意。

🐻 轻轻按压膀胱、用温开水熏洗外阴、在小腹上焐热毛巾或者打开水龙头用流水的声音加以刺激等,这些方法可以在一定程度上刺激膀胱肌肉的收缩,促使其尽快排尿。

🐻 为促进膀胱肌收缩,可针刺关元、气海、三阴交等穴位。还可肌注新斯的明1毫克。

🐻 假如效果还是不明显,可以严密消毒后放置导尿管。可同时口服抗生素预防感染,之后配合良好的休息,1～2天后拔除尿管,尿潴留现象就能得到缓解。通常经过上述方法产妇多能自行恢复排尿功

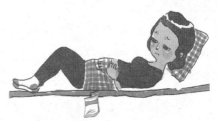

能。插导尿管期间应多饮水,使尿量增加,以减少尿路感染。每天冲洗会阴2次,保持外阴清洁。

🐻 即使排尿后仍需注意,防止膀胱内有残余尿。检查的方法为产妇排尿后在耻骨上方用力压小腹部,体会一下是否还有尿意。如果仍有尿意,说明有残余尿,需用上述方法治疗一个阶段,直到恢复正常排尿为止。

8. 新妈妈宜防止产后便秘

产妇产后饮食正常,但数日不解大便或排便时干燥疼痛,难以解出,称产后便秘,是最常见的产后症状之一。

产后便秘的原因有以下几种情况:

🐻 由于产褥期胃肠功能减弱,肠蠕动慢,肠内容物在肠内停留时间长,使水分被吸收,造成大便干结。

❀ 经过妊娠,产妇腹部过度膨胀,使腹部肌肉和盆底组织松弛,排便力量减弱。

❀ 产后人体虚弱排便力量减弱,所以产后经常有便秘现象。

❈ 产后饮食过于讲究,饮食结构不合理,缺乏纤维素,食物残渣减少蔬菜、水果吃得少。

❈ 下床活动不便,许多产妇又不习惯在床上用便盆排便。

❈ 分娩期会阴和骨盆或多或少受到损伤,通过神经反射,抑制排便动作。

那新妈妈如何防止产后便秘呢?

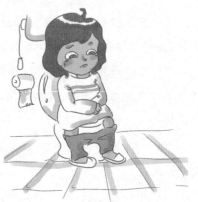

可通过身体运动,促进肠蠕动,帮助恢复肌肉紧张度。一般自然分娩后6~8小时产妇就坐起,进行一些翻身活动,采取多种睡姿或坐姿,也可自己轻轻按摩下腹部。第2天下地,在室内来回走动,以不疲劳为宜,但避免长时间下蹲、站立。对于剖宫产无合并症者,于产后第2天试着在室内走动,如有合并症则要遵循医生要求。

在床上做产后体操,做缩肛运动,锻炼骨盆底部肌肉,促使肛门部血液回流。方法是做忍大便的动作,将肛门向上提,然后放松。早晚各一次,每次10~30回。

产妇的饮食要合理搭配,荤素结合,适当吃一些新鲜蔬菜瓜果。少吃辣椒、胡椒、芥末等刺激性食物,尤其是不可饮酒。多喝汤水可以起到润滑肠道,促进排便的作用。麻油和蜂蜜有润肠通便作用,产后宜适当食用。注意保持每日定时排便的习惯。如果便秘症状较重,可以使用通便药物。大便已秘结,无法排出体外时,可使用开塞露,待大便软化后就可以排出,如果连续出现便秘可以用缓泻剂。

劳逸要结合,保证充足的休息。

9. 新妈妈宜防止产后中暑

正常人体在下丘脑体温调节中枢的控制下产热和散热,体温处于动态平衡,维持在37℃左右。产褥期产妇一般体质较为虚弱,中枢体温调节功能发生障碍,在高温、高湿、通风不良的情况下,往往容易导致产后中暑。

一般产妇感觉口渴、多汗、恶心、头晕、心慌、胸闷等不适时,就应考虑为中暑的先兆。

产妇对高温的适应能力较低,所以产妇的居室一定要打开窗户,使空气流通,保持舒适的温度。但不要让产妇直接吹风,被褥不宜过厚,可以用凉席,穿薄一些的夏季衣裤,多饮水等。

产后出汗较多,可以经常用温水擦浴,勤换衣服,可避免产后中暑。一旦发现产妇中暑,要对其进行急救。

10. 新妈妈宜防止产后抑郁

产后抑郁症正逐渐为人们所认识,它主要表现为以抑郁状态为主的症状,如情绪低沉、孤独、悲观、食欲低下、反应迟钝、疲劳感、内疚感、自责自罪、焦虑烦躁等,还可以出现罪恶感,怀疑自己患有种种疾病,最严重者可出现自杀企图,认为活着无用,太痛苦,可有不语、不动、不吃等表现。还可伴有植物神经功能紊乱症状,如胃纳差、心悸、出汗、耳鸣、头晕等症状,亦有早醒或入睡困难等。

产后抑郁的发生非常普遍,或轻或重,影响着广大妇女的身心健康,我们应该认识这种心理疾病,掌握一些方法,防止其发生。

(1) 照顾好自己

首先,对自己好一些,确保自己的基本需要得到满足。尽可能多休息,当孩子入睡时,新妈妈也要小睡一下。照顾新生儿会让你精疲力竭,加上不眠之夜,很容易导致情绪低落。为了对抗疲惫和抑郁,你必须获得休息。其次,保持良好的健康习惯,多吃谷物、蔬菜和水果,适度锻炼身体。

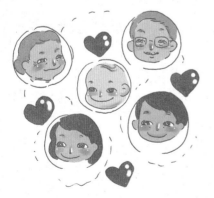

(2) 积极寻求帮助

一个好妈妈知道何时寻求帮助,当你需要帮助的时刻不要犹豫。帮助可以有很多种形式,例如请丈夫帮助完成家务和夜间喂奶的工作,请家人帮助准备食物或者处理家务等等。

(3) 和他人分享你的感受,不要独自忍受孤独

和丈夫谈谈,确保他知道你的感受和担忧。如果担心自己的各种忧虑会影响丈夫的工作,也可找一个信任的朋友,和他谈谈你的感受。

> **温馨小贴士:**
>
> 1.立即离开高温环境,到通风较好的凉爽处。
>
> 2.解开衣服,多饮些淡盐水或服十滴水、仁丹、解暑片、藿香正气水等,短时间内即可好转。
>
> 3.出现高烧、昏迷、抽搐者,应让患者侧卧、头向后仰,保证呼吸道畅通。在呼叫救护车同时,可用湿毛巾或用30%～50%的酒精擦浴前胸、后背等处。

最好和其他新妈妈谈，你也许会惊奇，如此多的人曾有过类似的感受，同时你也可以学习她们应对的方法和经验。

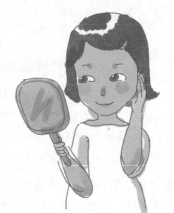

(4) 户外活动

不要总是和宝贝待在屋里，带着孩子到户外活动活动。新鲜的空气、温暖的阳光对你和孩子都有好处。如果你觉得自己现在还应付不了这样的运动，那么走出户外，在温暖的阳光中坐几分钟，深呼吸几次，也会有好处。

(5) 给自己留一点时间

在这个非常时期，你需要关注的不仅仅是孩子，还有你自己和你的丈夫。留一段时间和丈夫单独相处，了解他的想法和感受。把宝贝托付给家人照顾一会儿，放松地洗个澡，如果你习惯化妆，就化个淡妆，让自己看起来容光焕发。为自己买几件漂亮的新衣服，让自己衣衫光鲜，会提升你的情绪。出去拜访一个朋友，或者只是走一走。

(6) 合理的期望

改变自己和家人的期望，放弃完美主义的想法，不要期望自己可以像以前一样把家里每一件事都打理得井井有条。也不要迫使自己做所有的事情，新生命的到来会占用你太多的时间和精力。在不感到疲惫的前提下尽力而为，其他的就交给别人去做吧。

(7) 简化生活，避免改变

在怀孕和分娩后1年内，不要做出任何重大生活改变。重大的改变会造成不必要的心理压力，使生活更加难以应对。

每个孩子都有权利拥有一个健康的妈妈，每个妈妈都有权利享受生活和孩子带来的乐趣。不要独自忍受不良情绪的折磨。只要应对得当，产后的生活虽然依旧劳累、繁忙，宝宝和妈咪却都会快乐而幸福。

11. 新妈妈宜谨防产后静脉栓塞

产后静脉栓塞是新妈妈在月子里较容易发生的一种疾病，主要是由于产后血液处于高凝状态以及血流缓慢造成的，如果这时产妇较长时间卧床休养，不能及早起来活动，就会使血液淤积在深部静脉血管中，在静脉血管中凝结形成血块，造成栓塞。

(1) 产后静脉栓塞的不良后果

🐻 引起下肢发生血栓性静脉炎：栓塞发生在小腿的静脉时，可在小腿皮肤上见到一条条血红肿胀的血管。不仅使产妇感到发胀，而且在小腿弯曲时引起疼痛。当大腿形成血栓性静脉炎时，整个下肢的皮肤都会变得肿胀、发硬、发白，造成疼痛和行走困难。

🐻 引起盆腔静脉发生栓塞：当栓塞发生在盆腔静脉中时，产妇出现腹痛、高烧等症状，并伴有下肢压痛、皮肤发红和水肿等不适。

🐻 引起可怕的肺栓塞：最可怕的是，如果深部静脉血栓随着血液循环进入肺部，阻塞肺动脉时，就会发生肺栓塞，导致产妇猝死，这是何等危险，所以一定要采取正确的方法，预防其发生。

(2) 预防对策

🐻 适当运动：运动可加速全身的血液循环，预防产后静脉淤血及血栓形成。产后第一周是栓塞多发期，产妇应及早下床，并做适量运动。掌握由小到大、逐步增加的运动原则，以不感到疲劳为限度，特别是剖腹产分娩的产妇。

如果会阴部无裂伤、疲劳已消除、身体没其他严重疾病，可在产后12小时坐起进餐进水。自然分娩的产妇，可在产后6～8小时坐起来，在床上靠靠，24小时后可根据自己的情况在医院的长廊里或家中卧室随意走走，并做一些轻微地活动，如床上翻身、抬腿、绕床行走等，也可站起来为小宝贝换尿布。即使是剖腹产手术后也不宜静卧，术后在知觉恢复后及早起来活动。可在24小时后练习翻身和伸屈肢体，从床上坐起并下床慢慢地活动，保证深部静脉血液不停流动。

🐻 剖宫产术后采取恰当举措

剖宫产分娩的新妈妈更易形成血栓，因此，术后应注意补足水分，术后6小时即可进食一些流质食物，正常排气后，进食一些小米粥、面条汤等半流质食物。此外，剖宫产术后6小时可以进行翻身活动，24小时后可尽量下床活动，目前有些医院开展双下肢气压治疗，可以为剖宫产不便下床的产妇提供方便，促进其下肢血液回流，防止血栓形成。

一旦新妈妈出现发热，必须警惕是否发生静脉炎，特别是发现下肢出现肿胀、疼痛等现象时更要及时就医，如果早期采用抗凝药物就不需要开刀治疗。对孕产妇来说，及早采取预防是最佳策略。

12. 新妈妈宜正确对待产后阴道松弛

经过自然分娩的女性，因为阴道是胎儿娩出的通道，一般出生的婴儿头部直径约有10厘米，即分娩时阴道要扩张到10厘米，正常阴道直径为2.5厘米，经过出生孩子的挤压，阴道扩张明显，肌肉和处女膜痕受到彻底破坏，弹性明显下降。但非只有自然分娩会导致阴道松弛，在临产时盆腔的肌肉和韧带都会充分延伸，为宝宝的出生做好产道准备。因而即使行剖宫产，也会有阴道松弛现象。

阴道本身有一定的修复功能，产后出现的扩张现象在产后3个月即可恢复。但毕竟是经过挤压撕裂，阴道中的肌肉受到损伤，所以阴道弹性的恢复需要更长的时间。产后妈妈可以通过一些锻炼来加强弹性的恢复，促进阴道紧实。

屏住小便：在小便的过程中，有意识地屏住小便几秒钟，中断排尿，稍停后再继续排尿。如此反复，经过一段时间的锻炼后，可以提高阴道周围肌肉的张力。

提肛运动：在有便意的时候，屏住大便，并做提肛运动。经常反复，可以很好地锻炼盆腔肌肉。

收缩运动：仰卧，放松身体，将一个手指轻轻插入阴道，后收缩阴道，夹紧阴道，持续3秒钟，后放松，反复重复几次。时间可以逐渐加长。

其他运动：走路时，有意识地要绷紧大腿内侧及会阴部肌肉，后放松，重复练习，比如学走模特步就是其中一项。

经过这些日常的锻炼，可以大大改善盆腔肌肉的张力和阴道周围肌肉，帮助阴道弹性的恢复，对性生活有所帮助。除了恢复性的锻炼，产后妈妈还应该保证摄入必需的营养，保证肌肉的恢复。当然有需要的新妈妈也可选择进行阴道缩紧术。

13. 产后不宜服用的中药

补益中药：人参、党参、黄芪等。服用后可出现失眠、烦躁、心神不安等不良反应。分娩后的新妈妈，非常需要卧床休息，此时服用这类中药是有害无益的。

活血中药：红花、丹参、牛膝、乳香、没药等。在分娩过程中，内、外生殖器的血管多有损伤，服用活血作用强的药物，有可能影响受损血管的自行愈合，造成流血不止，甚至大出血。

温热中药：附子、肉苁蓉、肉桂、干姜、半夏等。这类辛辣温燥药物可助内热，而使新妈妈上火，出现口舌生疮、大便秘结或痔疮等症状。而且母体内热可通过乳汁影响到婴儿,使婴儿内热加重。

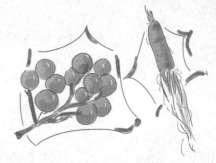

寒凉泻下药:大黄、牛黄、芒硝、番泻叶等。过于寒凉泻下的药物不利于身体虚弱的新妈妈,所以产后一定要慎用此类中药。

滋腻中药:熟地等。太过滋腻的药物会影响新妈妈的脾胃功能,因此为了保障消化系统的正常工作,新妈妈应避开滋腻的中药。

14. 产后不宜服用的西药

左旋多巴、麦角新碱、雌激素、维生素 B_6、阿托品类,这些药能使母亲退乳。

磺胺类药物,如复方新诺明、磺胺异恶唑、磺胺嘧啶等。

异烟肼。对乳儿尚无肯定的不良作用,但由于抗结核需长期使用,为避免对乳儿产生不良影响,最好改用其他药物或停止哺乳。

氯霉素。抑制授乳儿骨髓功能,引起白细胞减少甚至引起致命的灰婴综合征,应禁用。

四环素和强力霉素。这两种药都是脂溶性药,易进入乳汁。特别四环素可使授乳儿牙齿受损、珐琅质发育不全。

去痛片、安痛定等,能很快进入乳汁,哺乳期应忌用。

庆大霉素、链霉素等药物在乳汁中浓度比较高,可使婴儿听力降低,应忌用。

抗甲状腺甲药物甲硫氧嘧啶,可抑制授乳儿的甲状腺功能,

抗病毒药金刚烷胺。可致授乳儿呕吐、皮疹和尿潴留,禁用。

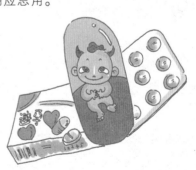

镇静药中如苯巴比妥等长期用药时,一旦停药则婴儿可出现停药反应,表现为睡眠时有惊扰、过多啼哭及抖动等。安定也可通过乳汁,使婴儿嗜睡、吸吮力下降,因婴儿排泄药物较慢,此种药物作用可持续一周之久。故哺乳期妇女不可服用镇静药。

口服避孕药可有 1.1% 的药量进入乳汁,但已失去避孕药中雌激素的活性,对哺乳儿无直接毒性反应。可是药物能直接作用母体,使母乳分泌减少,并影响母乳成分,使母乳中蛋白质、脂肪、钙质减少。因此,哺乳期不宜服用避孕药。

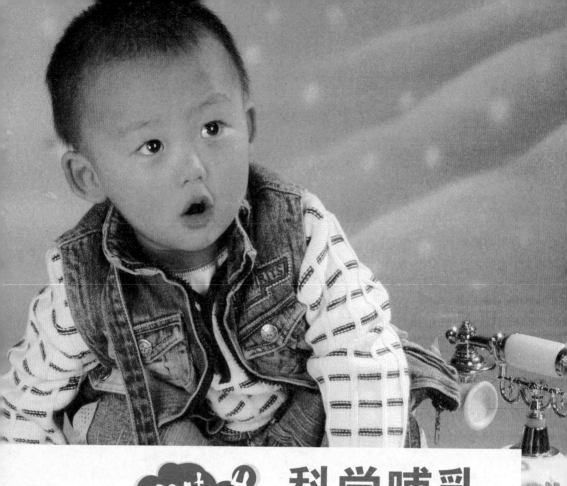

part 科学哺乳

母乳喂养一直以来都是妈妈们的首选。不过，相信你也感觉到，母乳喂养不只是把宝宝放到乳房前让他自己去吃这么简单！不要担心，我们会帮助你——从母乳喂养的姿势，到宝宝喂奶过程和在哺乳期可能遇到的各种问题给出解决方法。

1. 新妈妈宜正确抱宝宝

新妈妈们都要承担很多重担，其中最频繁的就是不停地把宝宝从婴儿床上、汽车座椅上等地方抱起来。这些过程可能会让新妈妈腰背部疼痛，而且这种疼痛会随着孩子重量的增加而不断加强。如何正确地抱孩子？想必每位妈妈都认为这根本不用学,其实练习正确的背部和身体用力的方法,可以让你从腰酸背痛中解脱出来。

可以让新妈妈避免背部疼痛的技巧:

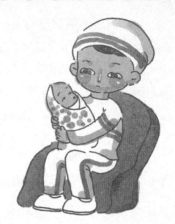

🐻 不要伸展你的手臂去抱,在抱起宝宝之前先使宝宝靠近你的胸口,这样可以省很多力气。道理很简单:如果你提着一桶水,使它远离自己的身体要比使它靠近自己时难提得多。

🐻 当你要把宝宝从婴儿床中抱起来时,把婴儿床向你倾斜,并把宝宝拖过来,而不是直接把宝宝从床上抱起来。

🐻 从地板上或者其他低处抱起宝宝时要屈膝,但不要弯腰,然后下蹲,利用你的腿部肌肉把孩子抱起来。在这个过程中要注意收紧你的腹部肌肉。这种方法既可以减少腰部用力,又可以防止背部拉伤。

🐻 为避免因为哺乳而产生背部疼痛,哺乳时要让宝宝靠近乳房,而不要俯下身子。喂宝宝时要坐在直背椅上,不要坐在软沙发上。

2. 新妈妈宜母乳喂养宝宝

现在大家都知道母乳喂养好处多,可建立和增进母婴之间的感情,所以如无禁忌,建议新妈妈们都进行母乳喂养。

宝宝饥饿时会哭闹,需要马上吃奶,母乳可立即喂,配方奶却得"冲"。

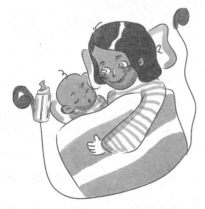

母乳和体温一样,刚好适合婴儿,冲奶粉需要掌握好温度,过冷过热都不适合宝宝,且更便于夜间喂养。

母乳新鲜,而奶粉是经过煮沸、保存、入口的,所以许多营养已被破坏,纵使加了很多营养成分,也无法与母乳相媲美。

母乳易于消化,喂母乳的婴孩是很少便秘的,即使2、3天不大便,排出来的粪便也还是软的,吃配方奶的宝宝常常有便秘。

吃母乳的宝宝很少有湿疹、或尿布疹等,也较少出现呼吸道疾病,如支气管炎、肺炎等。

宝宝出生之后尽早给宝宝哺乳，可以加速子宫的收缩，加快恶露的排出，减少产后感染的机会，有利于子宫的尽早恢复。吸吮母乳的运动，可使宝宝脸部形状更加完美，而吃奶瓶的宝宝长大以后牙齿、嘴型常有变型的烦恼。

哺乳可以减少母亲患乳癌的几率，而且对钙的有效吸收还可以预防骨质疏松症。哺乳时间越长，母亲患风湿性关节炎的几率就越小，即使是短时间的哺乳，也可以降低妈妈在绝经期前患卵巢癌的几率。

其实哺乳也是一个大量消耗的过程，可以起到"瘦身"的作用，孕妇在生产前体内会存积约 36000 卡的热量，产后若不哺乳，热量就不能散发出去，更容易发胖。

3. 新妈妈宜在宝宝出生半小时内开奶

新生儿出生后半小时内，其觅食反射最强，以后逐渐减弱，24 小时后又开始恢复。因此，宝宝出生后 30 分钟以内就要开始与母亲肌肤接触 30 分钟以上，同时帮助宝宝吸吮乳头。

及早开奶的好处：

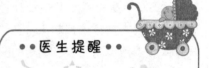

医生提醒

开奶前乳房的清洁：在第一次给婴儿哺乳前，应该用食用植物油涂抹在乳头的干垢痂上，使垢痂变软，然后用温开水洗净乳头。

有利于母乳分泌，不仅能增加泌乳量，而且还可以促进奶管通畅，防止胀奶及乳腺炎的发生。

新生儿也可通过吸吮和吞咽促进肠蠕动及胎便的排泄。

早喂奶使宝宝得到更多的母爱，能尽快满足母婴双方的心理需求，使宝宝感受到母亲的温暖，减少了宝宝来到人间的陌生感。

4. 母乳喂养宜口乳含接到位

新妈妈在哺乳时如果不能让宝宝很好的含接乳头，会造成宝宝无效吸乳，妈妈乳汁不能顺利排空，乳房膨胀，最终使乳汁分泌减少。宝宝吃不到乳汁，因而经常性哭闹，且由于宝宝吸不到奶时会拼命吸，在口腔后半部分形成负压，将乳头挤扁，时间一长，会造成乳头皲裂，使母乳喂养更加困难。

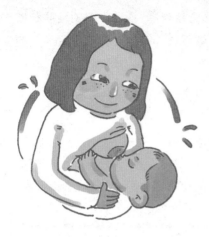

宝宝从乳房中吸吮出乳汁的过程是一个咀嚼、吸吮的过程:宝宝口含母亲乳晕的大部分,将乳晕下的乳房组织(包括储存乳汁的乳窦部位)也含入口内。宝宝的小嘴巴密密地封住乳晕部分,在他吸吮的时候,舌头将乳头拉至硬腭。这样,乳汁就在有节奏地吸吮和挤压的过程中被吸了出来。婴儿吸吮的劲儿很大,只有婴儿向乳晕后面的乳管施加压力,他才能吸吮乳汁;只有将乳头放进他的嘴里去他才能有效地关闭乳管的开口处,不会使奶水溢出。

5. 新妈妈宜掌握正确的喂奶技巧

在喂奶的过程中,新妈妈要放松,选择一个舒适的体位,宝宝要安静。妈妈坐在低凳上或床边上,如果位置较高可把一只脚放在一个脚踏上,或身体靠在椅子上,膝上放一个枕头抬高宝宝;把宝宝放在腿上,头枕着妈妈的胳膊,妈妈用手臂托着他的后背和小屁股,使小脸和小胸脯靠近妈妈,下颌紧贴着乳房;妈妈用手掌托起乳房,先用乳头刺激宝宝口周皮肤,待宝宝一张嘴,趁势把乳头和乳晕一起送入宝宝的嘴里;让宝宝充分含住乳

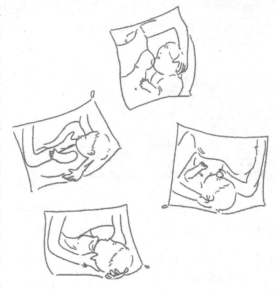

头及乳晕的大部分,这一点非常关键,否则光靠叼住奶头吸吮是不可能得到乳汁的,而且宝宝为得到乳汁会拼命去吸吮乳头,妈妈会感到阵阵钻心的疼痛,乳头也容易被宝宝吮破,如果引起乳腺炎就会使母乳喂养难以顺利进行下去;妈妈一边喂一边用手指按压乳房,以便于宝宝吸吮,又不会使他的小鼻子被堵住。

6. 新妈妈忌丢弃初乳

常常有产妇问,宝宝出生后头两天,我的奶没有完全下来,只有很少的一点点,

应该给孩子吃吗？这极少的一点点，恰是比金子还珍贵的"初乳"，它的脂肪和碳水化合物含量极低，却含有大量活性蛋白质、免疫球蛋白和其他对你的宝宝有益的成分，最应该给孩子吃。

什么是初乳？

乳汁的分泌有一个逐渐的质与量的变化，一般把生后 4～5 天以内的乳汁称作初乳，生后 6～10 天的乳汁称作过渡乳，产后 11 天到 9 个月的乳汁称成熟乳。初乳含有丰富的蛋白质，含有较高营养价值。

(1) 初乳的作用

初乳含有比常乳更丰富的免疫球蛋白、乳铁蛋白、生长因子、巨噬细胞、中性粒细胞和淋巴细胞。这些物质都有防止感染和增强免疫的功能。

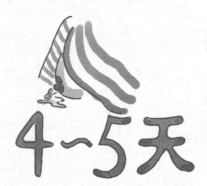

初乳中的维生素含量也显著高于常乳。维生素 B_2 在初乳中有时较常乳中含量高出 3～4 倍，烟酸在初乳中含量也比常乳高。

初乳中乳糖含量低，养分高，特别是钠和氯含量高。铜、铁、锌等矿物质的含量显著高于常乳，口感微咸。初中含铁量约为常乳的 3～5 倍，铜含量约为常乳的 6 倍。初乳中锌的含量也很高，据测定分娩后 12 天内的初乳中含有大量锌，平均浓度为血清锌的 4～7 倍，此后人乳含锌量迅速下降。锌对促进小儿生长发育有好处。

另外，初乳中还含大量的生长因子，尤其是上皮生长因子，可以促进新生儿胃肠道上皮细胞生长，促进肝脏及其他组织的上皮细胞迅速发育，还参与调节胃液的酸碱度。

所以，初乳被人们称为第一次免疫，对宝宝的生长发育具有重要意义。初乳还有促进脂类排泄作用，减少黄疸的发生。妈妈一定要珍惜自己的初乳，尽可能不要错过给宝宝喂养初乳的机会。

此外，早产儿妈妈的乳汁具有最适合喂养自己早产儿的特点，所含各种营养物质和氨基酸较足月宝宝母乳多，能充分满足早产宝宝的营养需求，而且早产妈妈的奶更利于早产宝宝的消化吸收,还能提高早产宝宝的免疫能力,对抗感染有很大作用。

(2) 初乳一定要喂

有些妈妈不知道初乳得好处,认为初乳量少,且颜色不好,就弃之不用,这是错误的。新生儿出生后,体内带有从妈妈胎盘中得到的免疫球蛋白,但是这些免疫球蛋白只是短暂地起到保护作用,九个月左右就消耗殆尽。新生儿自己的免疫系统在六个月之前处于不成熟状态,缺乏足够的保护性抗体。宝宝出生后自身也会制造一些抗体,但要到九个月甚至一岁左右才达到保护性标准。这个时候,妈妈的乳汁是保护宝宝不受病菌病毒侵袭的天然屏障,尤其是初乳,好比给新生的宝宝打了第一道预防针。因此,即使母乳再少或者准备不喂奶的母亲,也一定要把初乳喂给孩子。

 7. 新妈妈宜会判断宝宝吃饱

从宝宝下咽的声音判断。宝宝平均每吸吮 2～3 次可以咽下一大口,如此连续约 15 分钟就可以说明宝宝吃饱了。

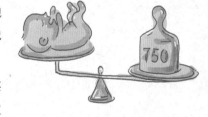

宝宝吃奶后应该有满足感。如喂饱后宝宝对你笑,或者不哭了,或者马上入眠,说明宝宝吃饱了。

注意大小便次数。喂母乳的宝宝每天大便 4～5 次,呈金黄色稠便;喂配方奶的宝宝每天大便 3～4 次,呈淡黄色稠便,这些都可以说明奶量够了。

看体重增减。体重增减是最能说明问题的指标。足月宝宝一般第一个月会增重 720～750 克,第二个月会增重 600 克左右。如果宝宝体重减轻,要么有病,要么喂养不足。

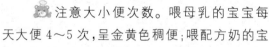 **8. 忌喂奶时间过长**

正常婴儿哺乳时间是每侧乳房 10 分钟,两侧 20 分钟已足够了。从一侧乳房喂奶 10 分钟来看,最初 2 分钟内新生儿可吃到总奶量的 50%,最初 4 分钟内可吃到总奶量的 80%～90%,以后的 6 分钟几乎吃不到多少奶。虽然一侧乳房喂奶时间只需 4 分钟就够了,但后面的 6 分钟也是必需的。通过吸吮刺激催乳素释放,可

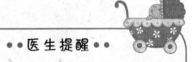

增加下一次的乳汁分泌量,而且可增加母婴之间的感情。从心理学的角度来看,它还能满足新生儿在口欲期口唇吸吮的需求。

如果每次哺乳时间过长,会对宝宝不利。一方面从喂奶的成分来看,先吸出的母乳中蛋白质含量高,脂肪含量低,以后蛋白质含量逐渐降低,脂肪含量逐渐增高,容易引起婴儿腹泻。另一方面,喂奶时间过长,新生儿会吸入较多的空气,容易引起呕吐、溢奶、腹胀等不适。还有宝宝含乳头时间过长,妈妈的乳头皮肤容易因浸渍而糜烂,而且也会养成宝宝日后吸吮乳头的坏习惯。

··医生提醒··

如果遇到宝宝边吃边睡或含奶头而不吸乳时,可用手指轻揉几下宝宝的耳垂,轻拉新生儿的小手指或小脚趾,试试取出乳头等方法,以刺激新生儿加快吃奶速度。

 9. 宝宝宜按需哺乳

很多新妈妈生完宝宝问得最多的问题之一就是:我应该过多长时间给宝宝喂奶? 简单回答就是四个字——按需哺乳。

母乳喂养过程中不要严格地限制喂奶的间隔时间,尤其在宝宝出生后的头几周。新生儿每次吃到的奶量不尽相同,因此,有时宝宝吃奶后1小时就饿了,而有时间隔3小时还不想吃,这些情况都是很自然的,所以按所需哺乳为宜。

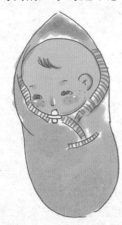

按需哺乳既可使乳汁及时排空,又能通过频繁的吸吮刺激脑下垂体分泌更多的催乳素,使奶量不断增多,同时也可避免母亲不必要的紧张和焦虑(过度的紧张和焦虑可通过反射机制,抑制乳腺分泌)。

怎样做到按需哺乳呢? 只要宝宝想吃,就可以随时哺喂;如果妈妈感到乳涨,而孩子肯吃,也可以喂,而不要拘泥于是否到了"预定的时间"。刚刚出生不久的新生儿胃容量只有30毫升,每次能吸吮到的奶量也只有20毫升左右。奶量少,加上在胃中停留时间短,宝宝很快就饿了。出生头两周每天喂奶8～12次是我们推荐的喂奶次数。大致要到第2个月,宝宝才会延长至2.5～3小时喂一次奶,这时他的胃容量已达100毫升以上,摄入的奶在胃中存留的时间延长了。

按需哺乳的过程，也是新妈妈和宝宝的磨合过程。有的宝宝吃完半小时、一小时就饿了，这种情况下，让他想吃的时候就吃，哪怕一天 20 次。同时新妈妈自己要注意营养，多喝汤水，保证睡眠和休息，一个星期内，你的奶量就会随之增多，宝宝吃奶的间隔会随之延长。此时如果增加奶粉，反而会影响孩子对母乳的兴趣和吸食的动力，影响母乳量的自然增加。

10. 喂奶宜给宝宝拍嗝排气

在吃奶的过程中，宝宝往往会灌进肚子里空气，通常需要你的帮助才能排出来。那当新妈妈面对柔弱的小宝宝时，具体又该怎样做才恰到好处呢？

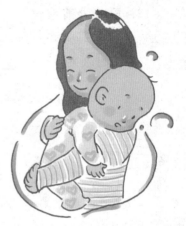

可让宝宝靠在你一侧肩膀，轻拍或抚摸宝宝的背部是让他排出吞入气体的最好方式。

让宝宝横躺在你的膝上或手臂上，面向下，这样可帮助宝宝排出气体。

尽量利用喂奶过程中的自然停顿时间来拍嗝，比如宝宝放开奶瓶嘴或换吸另外一只乳房时。

喂奶结束后，也要再次给宝宝拍嗝。如果你宝宝在几分钟后仍没有打嗝，这可能说明他不需要打嗝。

对有些宝宝来说，打嗝排气却是比较困难的，他们有时会明显地表现出不舒服，这时，你需要继续坚持拍嗝。这可能是因为宝宝尚未成熟的消化系统使空气深入肠道，而不易被排出。

除了拍嗝之外，还可以给孩子变换体位，比如采用侧卧位。

11. 母乳喂养宜前奶、后奶都喂

在每次喂奶当中，乳汁的成分也随之变化。一般将乳汁分为前奶和后奶，两者所含营养成分有所不同。

喂奶时，先吸出来的奶叫"前奶"。前奶外观较稀薄，富含水分、蛋白质。吃了大量的前奶，就得到了所需要的水分和蛋白质，因而纯母乳喂养的宝宝，在出生后4 个月内一般不需要额外补充水分。前奶以后的乳汁，称为"后奶"。后奶外观色

白并比较浓稠,富含脂肪、乳糖和其他营养素。提供许多热量,使婴儿有饱腹感。

因此,哺乳时不要匆忙,切不可将开始的前乳挤掉,也不可未喂完一侧又换另一侧,应该让宝宝既吃到前奶又吃到后奶,这样才能为婴儿提供全面的营养。

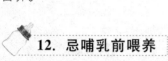

12. 忌哺乳前喂养

在新妈妈第一次给宝宝喂母乳前给其喂糖水或配方奶,称为"哺乳前喂养"。殊不知,这样做对母儿都非常不利,有以下弊端:

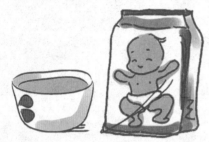

(1) 新生儿不愿吃妈妈的奶

哺乳前喂养会使新生儿产生"乳头错觉"(奶瓶的奶头比母亲的奶头容易吸吮),奶粉比妈妈的奶甜,也会使新生儿不再爱吃妈妈的奶,造成母乳喂养失败,得不到具有抗感染作用的初乳。另一方面,人工喂养极易受细菌或病毒污染而引起新生儿腹泻。

(2) 新妈妈身心受损

宝宝减少对母乳的吸吮,可使新妈妈产生一种错觉,误认为自己奶水不够,从而造成心理压力,产生失落感和挫败感。宝宝不愿吃母乳,新妈妈还易发生胀奶和乳腺炎。

13. 新妈妈宜防止乳头皲裂,乳房胀痛

乳头皲裂和乳房胀痛都影响新妈妈用母乳喂养自己的宝宝,皲裂时,妈妈疼痛难忍,常有血液混在乳汁中,也增加了感染的机会。乳房胀痛常发生在开始哺乳的第四天左右,这时乳房开始分泌出大量乳汁,乳房明显变硬,宝宝这时会觉得乳房太硬,难以适应,甚至吸吮不住乳头,而新妈妈因为乳汁无法排出而肿胀得难受。

(1) 预防乳头皲裂的方法

经常按摩乳房,刺激喷奶反射。注意正确的喂哺姿势,不要在宝宝特别饥饿时喂养。喂哺时,一定要把大部分乳晕塞到宝宝口中。每次哺乳之后将乳头晾干后挤几滴奶均匀地涂在乳头上,可起到保护乳头的作用。哺乳完毕后切勿从宝宝口

里强拉出乳头,可用手指轻压婴儿下巴,阻止婴儿吸奶后再轻轻退出乳头。

应穿宽松的纯棉内衣并戴胸罩,当胸罩潮湿时,应及时更换。清洁乳头时切记在乳头上面不能使用肥皂。

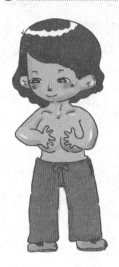

(2) 减轻胀痛的方法

新生儿吃奶前,先用一块热毛巾敷乳房几分钟,使乳房变软。之后用手轻轻按摩乳房,试着压出一些乳汁,以减轻肿胀。并帮助新生儿把乳头放入口中,过一会儿婴儿就会吸吮奶了。

把新生儿放到乳房前,将乳房轻轻往上推,这样能使乳头突出,新生儿即可吸到乳汁;同时也缓解了妈妈的乳房肿胀,消除不适。

14. 哪些情况不宜给宝宝哺乳

(1) 忌生气时哺乳

新妈妈生气发怒时,不仅危害自身健康,而且体内分泌的"有害"物质会通过乳汁被宝宝吸入,使宝宝的抗病能力下降,消化功能减退,生长发育迟滞。所以,在哺乳期新妈妈们尽量不要发怒生气,如果一旦情绪失控,也切勿在生气时给宝宝喂奶,而至少要在情绪稳定后再过半天或一天,并挤出一部分乳汁,再用干净的布擦干乳头后再哺乳。妈妈们,为了宝宝的健康,要保持愉快的心情啊!

(2) 忌运动后哺乳

中等强度以上的运动体内会产生乳酸,乳酸潴留于血液中使乳汁变味。因此,乳母只宜从事一些温和运动,运动结束后先休息一会儿再喂奶。

(3) 忌房事后哺乳

在性生活时十分兴奋,中医认为"相火内动",会影响乳汁的质量,对宝宝不利。实际上,人在喜怒哀乐,情绪变化的时候,体内的代谢是不同于安静状态的,这必然影响到乳汁的质量。

(4) 浴后不宜马上哺喂

妈妈刚洗完热水澡后,并不适宜立即哺乳,因为热水洗浴,乳汁为热气所侵,这时哺喂,可能会伤害到宝宝。古代的育儿指南就有明确的规定,认为应"定息良久",再"捏去热乳,然后乳之"。同样,在夏季天气炎热,许多妈妈也会用冷水洗澡,这种情况下,母体的血管受冷收缩,母乳受冷的影响,其质和量也都可能发生变化。宝宝吃了这样的母乳容易产生不适。

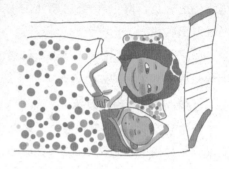

(5) 宝宝洗澡之后也不宜马上吃奶

因为宝宝洗完澡后,宝宝的气息产生变化,气息未定时就喂奶会使宝宝脾胃受损,应当让宝宝稍事休息再吃奶。

(6) 走得太急不能马上喂奶

一般休完产假,有些妈妈还会继续给宝宝哺乳,而且经常一下班就急急忙忙地往家赶,这种情况下也会产生"热奶",建议不要一回到家里就马上给宝宝喂奶,最好歇 15～20 分钟后再喂。

(7) 有严重疾病者

母亲如有严重的心脏病、心功能不全、肾脏疾病、肝脏疾病、精神病、癫痫病等均不宜哺乳,因为这会增加产妇的负担,使病情恶化。

(8) 疾病感染期的妈妈不宜喂奶

处于细菌或病毒急性感染期的妈妈也不宜哺乳,因为乳汁内含致病的细菌或病毒,可通过乳汁传给婴儿。而感染期母亲常需应用药物,因大多数药物都可从乳汁中排出,对婴儿不利。故应暂时中断哺乳,以配方奶代替,定时用吸乳器吸出母乳防止乳量减少,待新妈妈病愈停药后可继续哺乳。

(9) 其他类疾病

服用哺乳期禁忌药物、急性或严重感染性疾病、乳头疾病、孕期或产后有严重并发症、红斑狼疮、精神疾病、恶性肿瘤、艾滋病的妈妈,也不宜对宝宝进行母乳喂养。

15. 人工喂养宜与忌

宜提前检查好牛奶的流速:如果需要几秒钟的时间才能形成一滴,说明孔过小;如果牛奶呈线状流出不止,说明孔过大,一般以 1 滴/秒为宜。一般来说,新生儿以 S 号奶嘴为主。有时瓶盖拧太紧也会影响流速,把奶瓶的盖子略微松开,让空气能够进入瓶内,以补充吸出奶后的空间。否则在瓶内会形成负压,使奶嘴变成扁形,使宝宝吸吮非常费力。

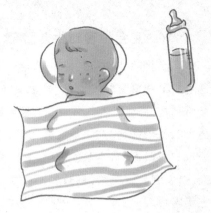

🐻 **宜用热水加热奶瓶:**如果你希望将 2 小时内的剩余牛奶快速加热,可以用热水冲热奶瓶,或者把奶瓶放在热水中,几分钟后就可食用。你也可以把奶瓶放在微波炉中或热奶器中加热,只需要半分钟的时间。绝不可把温热的牛奶放在保温瓶中,也不要把温热的牛奶保存过夜。这两种做法都会促进里面细菌的快速生长。

🐻 **忌配奶过浓过稀:**配制奶粉前,一定要认真阅读奶粉的冲调说明,严格按照注明的比例进行冲调。奶粉过浓会加重宝宝肾脏负担,并可能引起宝宝便秘、小儿消化不良、失水等;过稀则会导致营养不足,影响宝宝的体格发育。

🐻 **忌奶温过冷过烫:**温度要适宜,不宜过热或过冷。过热会破坏奶粉的营养成分,过冷又会使新生儿的肠胃吃不消,所以一般以低于 40℃ 为宜。妈妈可将调好的奶液滴几滴在自己手腕内侧或手背,以不烫手为合适。

🐻 **宜让奶嘴充满奶液:**喂奶时,母亲先坐好,让宝宝紧贴胸前,母亲用一只手持握奶瓶使之倾斜,保持奶嘴及瓶颈部充满奶液,这样宝宝就不会因吸入大多空气而胀肚、溢奶。每次喂完奶都应把宝宝竖直抱起,或让宝宝骑坐在母亲腿上,轻扣宝宝背部,使其打嗝,把吸到胃里的空气排出,有时随着打嗝,宝宝会吐出一点凝结的奶块,这是正常现象。

🐻 **宜让孩子以自己的速度吸食:**有时孩子在吃奶的过程中可能停下来,四处看看、玩一玩奶瓶等,这些都是孩子应该得到的快乐。从孩子刚刚学会吃奶时起,就应该让孩子在吃奶时感到快乐。要正视孩子的眼睛。和他愉快地交流,最好与现实环境相关。这就是婴儿最初喜欢的谈话方式,一定要对宝宝报以微笑。

🐻 **忌贪图省力:**不要在孩子平躺时喂孩子,或把奶瓶保持在一定位置让宝宝自己吃奶,这样的姿势吃奶费力,可能还会呛着孩子或引起呕吐,把多喝的牛奶也溢出来。更重要的是孩子在吃奶的时候,失去了你的抚爱和拥抱。

🐻 **忌强迫喂奶:**如果宝宝再也不肯吃了,不要强迫宝宝把剩下的牛奶吃光,一味地强灌不但引起宝宝的不良情绪而且还可能呛奶。如果宝宝的鼻腔堵塞,不要再喂,一定要找明原因,在喂奶前帮助宝宝疏通鼻腔。

16. 宜会护理新生儿脐部

脐带是胎儿与母亲相互"沟通"的要道,通过脐静脉将营养物质传递给胎儿,又通过脐动脉将废物带给母亲,由母亲代替排泄出去。在胎儿出生后,医生会将这条脐带结扎,新生儿将与母体"脱离关系",成为一个独立的人。但是残留在新生儿身体上的脐带残端,在未愈合脱落前,对新生儿来说十分重要。因为脐带残端是一个开放的伤口,又有丰富的血液,是病原菌生长的好地方,如处理不当,病菌就会趁机而入,引起全身感染,导致发生新生儿败血症。因此,护理好脐部是护理新生儿的重要内容之一。

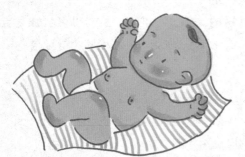

脐带脱落的时间与新生儿出生后结扎脐带的方法有关,如残留端很短,则生后3～4天很快脱落。反之,则需5～7天才脱落。正常情况应在两周内脱落,否则应到医院进行处理,决不可盲目地剪断。

脐带没有脱落前,要保持脐带干燥,新生儿从医院回家后,无特殊情况,如无脐部感染,则可以不用纱布覆盖,这样可促使脐带更快地干燥脱落。千万不能使湿衣服或尿布捂在脐部,如果覆盖的纱布湿了要及时更换,更换时打开纱布后,用75％的酒精棉球,轻轻地从脐带根部向周围的皮肤擦洗,不可来回地乱擦,以免将周围皮肤的病菌带入脐根部,而发生感染。

脐带脱落后,脐部可留有一层痂皮,会自然脱落,正常情况下是干燥的,不必再做任何处理。如果脐部潮湿或有少许液体渗出,可用消毒棉签蘸75％的酒精轻轻擦净,再用75％的酒精涂在脐根部和周围皮肤上,决不可用龙胆紫涂在脐部,这样做不仅影响对脐部感染情况的观察,还可使脐部表面结痂,使下面的脓性分泌物不易排出,而加重感染。

如发现宝宝出现以下情况,均属异常,应及时诊治。

🐻 脐炎:脐部流水或有脓性分泌物。脐轮皮肤红肿或去除脐窝痂后有脓性分泌物。脐部分泌物有臭味,除局部消毒、清洗外可能还需用抗生素治疗,应去医院检查。

🐻 脐肉芽肿:脐带脱落后脐根部的创面受异物刺激(如爽身粉、血痂)或感染,在局部形成小的肉芽组织。直径0.2～0.5厘米,表面湿润,有少量黏液或血性分泌物,日久不愈。需由医生用硝酸银烧灼或搔刮局部或电灼,一般均可以治愈;若无效则应手术切除。

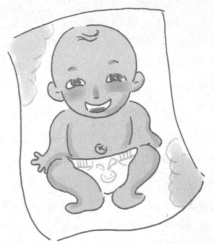

🐻 脐茸:脐带脱落后,其创面有红色、表面光滑湿润像黏膜样的肿物,很像小息肉,有少量分泌物,称脐茸。这种脐茸与肉芽肿不同,它是肠黏膜组织,为胚胎时期卵黄管的残留物。其治疗方法与肉芽肿相同。

🐻 脐瘘:脐带脱落后,脐正中有黏膜样物,中心有孔,有肠内容物流出并带有臭味,周围皮肤常发生糜烂。此为胚胎时,卵黄管与脐部相通,卵黄管未闭合残留所致,需住院切除治疗。

🐻 脐疝:脐部有一圆形或半圆形肿物,哭时增大,安静时恢复,手指探入可触到根茎部环的边缘。此为脐部的腹直肌鞘未合拢,腹压增高时,腹膜、肠管等由此部位向外突起所致,小的脐疝在 1 岁以后有的自愈,或用胶布加压法固定,大的脐疝需 2～4 岁后手术治疗。

🐻 脐湿疹:因过敏因素引起肚脐及周围皮肤的皮疹,表现为丘疹、糜烂、渗出及脱屑等,可以用 1%～4% 硼酸液外洗,涂氧化锌油等。

17. 新妈妈宜了解新生宝宝的先天反射

新生儿时期躯体不能自由移动,只表现出手足的不自主的乱动。他主要以一些先天性反射活动来适应周围环境,这些先天的反射是早期婴儿特有的,它可以反映婴儿机体是否健全、神经系统是否正常。随着婴儿年龄的增长,神经系统的逐步发展,这些先天的神经反射会在一定的时间内逐渐消失,被更成熟的神经活动来代替。

🐻 觅食反射:用手指或乳头触摸新生儿的面颊,他就会将头转向被触摸的这一侧并张开嘴表现出吸吮动作。这反射大约在生后 4～7 个月时消失。

🐻 吸吮反射:将奶头或其他物体放入孩子口中或者手指触及上、下口唇,即引出吸吮动作。此反射大约在 4～7 个月时消失。

🐻 握持反射:将手指触及小儿手心时即被小儿紧握不放。所以,我们经常可以看到 3 个月以内的婴儿他的双手是紧紧攥拳的。大约到了 3～4 个月时此反射消失,孩子的手开始松开,出现了不随意的抓握。

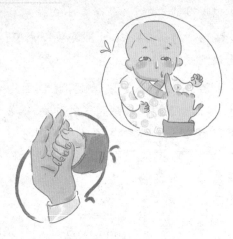

🐻 拥抱反射:用一只手托起新生儿的颈和背部,另一只手托起头的枕部,然后突然将托起枕部的手下移 4～5 厘米(手不离开枕部),使新生儿的头及颈部向后倾 10°～15°。正常的孩子会出现两上肢外展、伸直,手指张开,然后上肢屈曲回缩呈拥抱状态,这种反应称之为拥抱反射。它的消失时间是 3～6 个月。

🐻 不对称颈紧张反射:小儿仰卧时,他的头会转向一侧,与脸面同侧的上下肢体伸直,对侧肢体屈曲。早期的婴儿他的睡姿经常呈这种状态。这个反射大约在 6 个月时消失。

🐻 踏步反射:用双手托起新生儿腋下,竖直把他抱起时,使他的足底触及桌边下缘,新生儿就能主动出现"开步"的样子,这种反射大约在 6 周消失。

18. 哪些情况不宜给宝宝洗澡

妈妈们都希望自己的宝宝永远是干干净净的,所以天天给宝宝洗澡就成为了妈妈们的习惯,但以下情况千万别给宝宝洗澡哦!

(1) 打预防针后暂时不要洗澡

宝宝打过预防针后,皮肤上会暂时留有肉眼难见的针孔,这时洗澡容易使针孔受到污染。

(2) 遇有频繁呕吐、腹泻时暂时不要洗澡

洗澡时难免搬动宝宝,这样会使呕吐加剧,不注意时还会造成呕吐物误吸。

(3) 发热或退热 48 小时以内不建议洗澡

给发热的宝宝洗澡,很容易使宝宝出现寒战,甚至有的还会发生惊厥;不恰当的洗澡有时会使皮肤毛孔关闭导致体温更高,有时又会使全身皮肤毛

细血管扩张充血,致使宝宝身体的主要脏器供血不足。另外,发热后宝宝的抵抗力极差,马上洗澡很容易遭受风寒引起再次发热,故主张退热 48 小时后才给宝宝洗澡。

(4) 当宝宝发生皮肤损害时不宜洗澡

宝宝有皮肤损害,诸如脓疱疮、疖肿、外伤等,这时不宜洗澡。因为皮肤损害的局部会有创面,洗澡会使创面扩散或受污染。

(5) 喂奶后不应马上洗澡

喂奶后马上洗澡,会使较多的血液流向被热水刺激后扩张的表皮血管,而腹腔血液供应相对减少,这样会影响宝宝的消化功能。其次,由于喂奶后宝宝的胃呈扩张

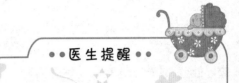

●●医生提醒●●

给宝宝洗澡除了宝宝本身的因素外,还应该受到周围环境的限制。给宝宝洗澡时的环境温度以 26℃～28℃为宜,水温在 40℃～42℃。

状态,马上洗澡也容易引起呕吐。所以,洗澡通常应在喂奶后 1～2 小时进行为宜。

(6) 低体重儿要慎重洗澡

低体重儿通常指出生体重小于 2500 克的宝宝。这类宝宝大多为早产儿,由于发育不成熟,生活能力低下,皮下脂肪薄,体温调节功能差,很容易受环境温度的变化出现体温波动。所以对这类特殊的宝宝要慎重决定是否给以洗澡。

19. 新妈妈哺乳期用药宜注意事项

应避免应用禁用药物,如必须应用,应停止哺乳。

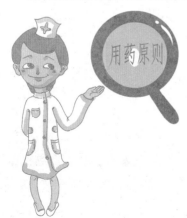

需用慎用药物时,应在临床医师的指导下用药,并密切观察宝宝的反应。

确定乳母用药指征并选择疗效好、半衰期短的药物。

用药途径以口服或局部用药最好,尽可能应用最小有效剂量,不要随意加大剂量。

乳母可在授乳后立即用药,并适当延长下次哺乳时间,有利于婴儿吸吮乳汁时避开血药浓度的高峰期。

乳母必须用药,但该药对婴儿的安全性又未能证实时,应暂停哺乳或改为人工喂养。

20. 新妈妈宜会护理鹅口疮

宝宝口腔两侧黏膜或舌头上有时会出现状似奶块的白色片状物,而且不易去除,这是由一种真菌(白色念珠菌)引起的口腔黏膜感染性疾患,医学上称为鹅口疮。宝宝常会因此烦躁不安、哭闹,如治疗不及时,严重者病变可蔓延至食道、支气管等部位,甚至可继发其他细菌感染。

鹅口疮处理起来并不十分棘手,新妈妈如果护理得当,并掌握一些预防措施,宝宝很快就会痊愈。

(1) 涂抹药物

宝宝出现鹅口疮时,新妈妈可用 2% 苏打水清洗宝宝患处,再用制霉菌素甘油涂口;每日需坚持 3～5 次,一般轻症乳宝宝涂药 2～3 次就可以治愈。

(2) 清洗乳房

鹅口疮主要通过真菌传播,新妈妈在喂奶前应用温开水洗乳头,保持乳头卫生。如为人工喂养,要注意奶瓶,奶嘴的消毒。

(3) 口腔清洁

注意宝宝口腔卫生,喂奶后,新妈妈可以给宝宝喂些温开水以清洁宝宝口腔,使真菌不易生长和繁殖。但不要用棉签或纱布用力去擦宝宝稚嫩的口腔黏膜。

(4) 喂奶时间控制

宝宝患鹅口疮时,新妈妈要控制自己的喂奶时间,每次喂食时间都不要超过 20 分钟,同时避免使用安抚奶嘴。

21. 新妈妈宜警惕新生儿泪囊炎

很多宝宝眼周动不动就有眼屎出现。有些粗心的父母不以为然,以为小孩刚出生都这样,过阵子自己就好了。其实不然,如果宝宝持续出现眼屎,有可能患上了小儿泪囊炎。小儿泪囊炎是一种先天性眼病,多见于刚出生一个月左右的婴儿,出生 4～5 个月是症状出现的高发期。近年来新生儿泪囊炎的发病率一直呈明显上升趋势。这可能与剖腹产分娩率居高不下有关。剖腹产婴儿没经过产道积压,鼻泪管末端的瓣膜更容易保持完好无损的状态,从理论上来说,也就更容易导致新生儿泪囊炎的出现。

对于新生儿泪囊炎,就是在小孩刚发病的时候尽早发现、尽早治疗。如果孩子眼泪汪汪或是眼屎多,家长应每天在宝宝患病眼睛的鼻梁侧部由上向下进行适度的泪囊区按摩,按摩时用拇指紧贴宝宝皮肤,每天可进行2~4次。如不见效,可以到医院让眼科医生为孩子反复进行泪管冲洗,如仍未奏效,则应尽早行泪管探通术,否则有可能引起泪囊周围组织发炎,或形成泪囊瘘,这是一种极不容易彻底治愈的瘘管,还会影响以后容貌的美观。

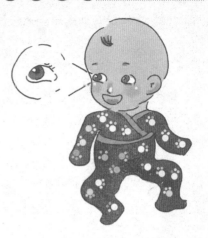

22. 新妈妈宜警惕新生儿肺炎

新生儿肺炎是新生儿期的常见病、多发病,在新生儿感染性疾病中占首位,为新生儿死亡的重要原因之一,新妈妈应警惕其发生。

由于产生的病原不同,感染途径不同,新生儿肺炎可分为:

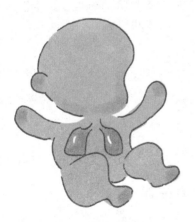

❀ 吸入性肺炎:在胎内吸入胎粪、羊水,生后吸入乳汁或分泌物引起。

❀ 感染性肺炎:出生前准妈妈有感染性疾病通过胎盘传给胎儿,或生后与家庭成员中"感冒"的人接触引起发病。本症更容易发生在未成熟儿,死于新生儿肺炎的病例中几乎一半为未成熟儿。

新生儿肺炎表现多不典型,主要症状是口周发紫、口吐泡沫、呼吸困难、精神萎靡、少哭、不哭、拒乳,有时只是鼻塞、呛奶。但是仔细观察,就会发现孩子的呼吸很快(大于45次/分,正常情况下是40~44次/分),甚至可能伴有三凹征(吸气时胸骨上窝、肋间隙和剑突下凹陷叫三凹征)等呼吸困难的表现。新妈妈可自行在宝宝安静时,给宝宝数呼吸次数,数一分钟,不要在刚喂过奶、刚洗过澡、刚排过便以及哭吵时数呼吸。

此病虽发病率高,但如果及时得到合理治疗、护理,治愈率较高,预后良好。平时注意室内空气流通,避免受凉,衣被适度,室温不宜过高,勿与发热、咳嗽、流涕等人员接触。母亲有感冒,接触患儿时必须戴口罩。平时家庭成员不要经常亲吻小

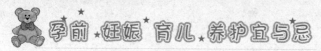

儿,以免从呼吸道传入病菌。还应注意喂养,预防奶液吸入。

 23. 新妈妈宜了解新生儿黄疸

新生儿黄疸是最常见的发生于新生宝宝的疾病,很多宝宝出生后由于新生儿黄疸转儿科治疗,令新爸爸新妈妈担心不已,那么究竟什么是新生儿黄疸呢?哪些情况应重视?哪些情况不用过分担心呢?

黄疸有生理性和病理性之分,一般来讲生理性黄疸属于不用过分担心的那种黄疸,它在生后2～3天出现并逐渐加深,在第4～6天为高峰,第2周开始黄疸逐渐减轻。黄疸有一定限度,其颜色不会呈金黄色。黄疸主要分布在面部及躯干部,而小腿、前臂、手及足心常无明显的黄疸。若抽血测定胆红素,足月宝宝在黄疸高峰期不超过12毫克/分升,早产儿不超过15毫克/分升。足月宝宝的生理性黄疸在第2周末基本上消退,早产儿黄疸一般在第3周内消退。宝宝体温正常,食欲好,体重渐增,大便及尿色正常,护理得当,新生儿黄疸一般都可以消退。重症黄疸多见于低体重儿、低体温、窒息缺氧和严重感染的新生儿。表现为嗜睡、拒哺、肌张力减低,两眼凝视、尖叫、惊厥及呼吸衰竭,突出之处是黄疸又深又重。

重症黄疸多见于低体重儿、低体温、窒息缺氧和严重感染的新生儿。表现为嗜睡、拒哺、肌张力减低,两眼凝视、尖叫、惊厥及呼吸衰竭,突出之处是黄疸又深又重。

核黄疸是严重疾病,病死率高,后遗症多,往往终身残疾,比如共济失调、手足徐动、聋、盲,以及智力低下。要及早发现,积极治疗,切勿当成生理性黄疸,延误治疗。

新生儿病理性黄疸的特征

黄疸出现过早:足月儿在生后24小时以内,早产儿在48小时以内出现黄疸。

黄疸程度较重:血清胆红素超过同日龄正常儿平均值,或每日上升超过5毫克/分升。

黄疸进展快,持续时间长(足月儿超过2周以上,早产儿超过3周)或黄疸消退后又出现。

黄疸伴有其他临床症状,或血清结合胆红素大15毫克/分升。

下面是几种病理性黄疸的类型:

(1) 溶血性黄疸

溶血性黄疸最常见原因是 ABO 血型不合溶血,以母亲血型为 O、胎儿血型为 A 或 B 最多见;但不是所有 ABO 血型不合的新生儿都会发生溶血,据报道新生儿 ABO 血型不合溶血的发病率为 11.9%。新生儿溶血性黄疸的特点是生后 24 小时内出现黄疸,且逐渐加重。

(2) 感染性黄疸

感染性黄疸是由于病毒感染或细菌感染等原因主要使肝细胞功能受损害而发生的黄疸。病毒感染多为宫内感染,以巨细胞病毒和乙型肝炎病毒感染最常见,其他感染有风疹病毒、EB 病毒、弓形体等较为少见。细菌感染以败血症黄疸最多见。病症特点是生理性黄疸后持续不退或生理性黄疸消退后又出现持续性黄疸。

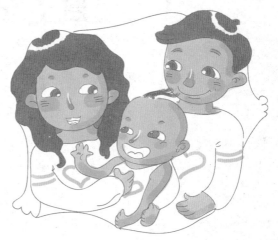

(3) 阻塞性黄疸

阻塞性黄疸多由先天性胆道畸形引起的,以先天性胆道闭锁较为常见,其黄疸特点是生后 1～2 周或 3～4 周又出现黄疸,逐渐加深,同时大便颜色逐渐变为浅黄色,甚至呈白陶土色。

(4) 母乳性黄疸

这是一种特殊类型的病理性黄疸。少数母乳喂养的新生儿,其黄疸程度超过正常生理性黄疸,原因还不十分明了。其黄疸特点是:在生理性黄疸高峰后黄疸继续加重,胆红素可达 10～30 毫克/分升,如继续哺乳,黄疸在高水平状态下继续一段时间后才缓慢下降,如停止哺乳 48 小时,胆红素明显下降达 50%,若再次哺乳,胆红素又上升。

病理性黄疸不论何种原因,严重时均可引起"核黄疸",其预后差,除可造成神经系统损害外,严重的可引起死亡。因此,新生儿病理性黄疸应重在预防,如孕期防止弓形体、风疹病毒的感染,尤其是在孕早期防止病毒感染;出生后防止败血症的发生;新生儿出生时接种乙肝疫苗等。家长要密切观察孩子的黄疸变化,如发现有病理性黄疸的迹象,应及时送医院诊治。

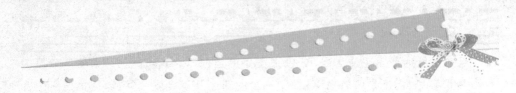

后 记

　　有人说，胚胎发育为成熟的胎儿的过程概括了整个人类进化发展过程，如果将生命看做一次旅行，那么，我们更愿意把孕育生命这段充满探索、盼望、喜悦，同时也不乏艰辛、迷茫的过程看做旅行中最传奇的部分。在本书结束之际，全体编者仍然把最衷心的祝福送给每一位即将为人父母的读者，愿普天下的妈妈都拥有最健康聪明的宝宝！

2012年8月

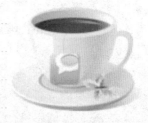